Christa Nehls

Schmerz

Der ungebetene Gast

Ein Ratgeber zur Schmerzbewältigung nach der L.I.S.A.-Methode ®

Mai 2002 / August 2008 /
November 2012 / Sommer 2013

Band 2 der Schriftenreihe „Nur das Tun zählt"

Verlag Menschin, Christa Nehls, D-68165 Mannheim, Sept. 2013
1. Auflage

Gestaltung: se_licht, Langenargen

www.menschin.com

ISBN 978-3-944126-02-9

Meinem Vater gewidmet,
der immer an mich geglaubt hat
und der mir vermittelt hat,
niemals im Leben aufzugeben,
immer wieder aufzustehen und weiter zu machen,
immer wieder zu schauen,
ob der Weg, auf dem ich gerade unterwegs bin,
der richtige ist und gegebenenfalls
den Kurs zu korrigieren

R.I.P. September 2012

Dankesworte

Träume es.
Tue es.
Und du schaffst es.

Sergio Bambaren

Vielen Menschen gehört mein Dank,
denen, die mich ermutigt und bestärkt haben, dieses Thema immer weiter zu bearbeiten, aber vor allem denen, die an mich glauben. Danke an die vielen Schmerzpatienten, die mir immer wieder vertrauen, und die mich immer wieder bestärken in meiner Arbeit und meinen Bemühungen für eine bessere Versorgung von Schmerzpatienten.

Christa Nehls

Inhaltsverzeichnis

Vor-Worte

Ein Mut-Buch für Schmerzpatienten, ja genau, das halten Sie in Händen. Dieses Buch will Ihnen Mut machen.

- Mut, Ihre Schmerzen anzunehmen.
- Mut mit Ihren Schmerzen zu leben.
- Mut, dass Sie mit Ihren Schmerzen zu leben.
- Mut, Ihre Schmerzen in die Schranken zu verweisen.
- Mut auf selbstbestimmtes Leben.

Im ersten Teil finden Sie meine eigene, meine ganz persönliche Schmerzgeschichte. Mein Wunsch ist es, anderen Schmerzleidenden wieder Mut zu geben und die Gewissheit zu vermitteln, es wird besser. Wundermittel habe ich auch nicht zur Verfügung, nur Mut, viel Mut und Ausdauer. Gleich was passiert, immer den Mut behalten, weitermachen, dranbleiben. Wie heißt es schon so treffend in einem Lied der Achtziger Jahre:

„I beg your pardon, I never promised you a rose garden, along with the sunshine, there's gotta be a little rain sometime..." gesungen von Lynn Anderson.

Im weiteren Verlauf erzähle ich sehr viel darüber, wie Sie Ihr Leben wieder selbst in die Hand nehmen können., wie Sie mit Ihrem Arzt „auf Augenhöhe" sprechen, wie Sie nach und nach Ihr Leben wieder selbst in die Hand nehmen können. Worte sind leicht geschrieben, das weiß ich wohl. Nur das Tun zählt. Es liegt bei Ihnen. Also, handeln Sie. Werden Sie zum „Täter" in Ihrem Leben. Gestalten Sie Ihr Leben. Sie haben nur eines davon. Und bleiben

Sie mutig. Nehmen Sie sich das folgende Motto mit auf Ihren Weg:

Wir wissen nie genau,
ob etwas besser wird,
wenn wir etwas verändern.
Wir wissen genau,
dass wir etwas ändern müssen,
wenn wir etwas verbessern wollen.

Sie spüren ein komisches Gefühl im Bauch? Das gehört dazu. Erinnern Sie sich noch als Kind allein im Wald: Da raschelte und wisperte es ringsherum, da winkte ein dicker Arm und sah sehr bedrohlich aus (ein Ast). Alles war fremd und beängstigend. So wird es Ihnen immer wieder gehen, wenn Sie neue Wege gehen. Das Gefühl von Unsicherheit und Angst begleitet Sie. Sie meinen, das klingt nicht gut. Ich sage, das klingt sehr gut. Denn immer wenn Sie dieses Gefühl bei sich entdecken, wissen Sie, dass Sie auf neuen Wegen unterwegs sind.

Mai 2002, Februar 2005, August 2008 und August 2013

Teil I – Meine Geschichte: Schmerz – Der ungebetene Gast

Mein ungebetener Gast ...

...plötzlich war er da, ohne Vorstellung, einfach da und störte. Er störte mein ganzes Leben, er zerstörte mein Leben, so wie ich es gewohnt war, dieses Leben, das ich tagein tagaus so vor mich hin lebte.
Ich war seit knapp sieben Monaten 40 Jahre alt, Zeit der Midlife-Crisis. Dazu hatte ich keine Lust und keine Zeit. Es war so wichtig, tagein tagaus mein Leben zu leben.
Er zeigte mir einfach so, ungefragt, das Leben ist ganz anders... Er, mein Schmerz, mit dem ich nun plötzlich leben sollte, ja musste.

Die ersten Tage

Es begann an einem schönen Sommertag morgens, am 20. Juni 1997 gegen 10:30 Uhr versuchte ich mich aus meinem Schreibtischdrehstuhl zu erheben, und es ging nicht! Ich versuchte es mehrere Male hintereinander, ein Fehlversuch nach dem nächsten. Schließlich gab ich Ruhe und dachte nach: Vorhin konnte ich noch aufstehen, so vor ein oder zwei Stunden, dann war es nicht nötig aufzustehen. Jetzt will ich aufstehen, je länger ich überlege, desto stärker wird der Drang, aufstehen zu können. Panik ist in meinem Kopf, in meinem gesamten Körper. Alles will aufstehen und kann es nicht. Ganz langsam stütze ich meine Hände auf den Schreibtisch, die Fingerspitzen nach innen, gegeneinander zeigend, die Handballen nach außen zeigend, mit aller Kraft widerstehe ich dem Körpergewicht, dass ich jetzt mühsam irgendwie hochzieht und auf den Händen abstützt.

Endlich kann ich sprechen und sage zu meinem Kollegen, „mein Rücken tut weh“. Seine Antwort: „Ach, lass, das wird schon nicht so schlimm sein.“
Es vergeht einige Zeit, wir gehen zum Mittagessen in ein anderes Gebäude, gehen funktioniert, fährt es mir durch den Kopf.
Nach dem Essen kommen wir ins Büro zurück, ich setze mich, arbeite etwas am Bildschirm. Ich entscheide, dass ich mir eine Flasche Wasser gegen den Durst besorgen muss. Ich komme nicht vom Stuhl hoch. Das elende Spiel beginnt von vorne.
Mein Kollege – nun schon aufmerksamer – meint, „geh nach Hause, das ist ja schlimm. Ich kann Dir gar nicht zusehen“. Ich denke, „halt die Klappe, Du nervst“. Das Laufen tut gut, ich habe mein Wasser.

Dennoch gehe ich total verschreckt mit meinen Schmerzen nach Hause. Es ist Freitagnachmittag. Es ist Sommeranfang 1997. In Deutschland haben die Ärzte jetzt schon Feierabend.

„Alles nicht so schlimm“, denke ich, „geht schon wieder vorbei“ und darüber wird es Samstag. Wir sind eingeladen. „Alles nicht so schlimm“. Wir folgen der Einladung. Der Sonntag vergeht. Keine Besserung. „Alles nicht so schlimm“. Es sind ja nur Schmerzen. Am Montag wird der Hausarzt schon wissen, welcher Körperteil defekt ist, verschreibt ein bisschen Medizin, und schon ist alles vergessen.
Am Montag untersucht die Hausärztin, diagnostiziert nach kurzer Zeit „Ischiasnerv“, Spritze (Standardmittel), die Schmerzen lassen nicht nach. „in ein paar Stunden wird es besser sein mit den Schmerzen. Am Donnerstag können Sie wieder arbeiten gehen.“
Ich gehe am Donnerstag nicht arbeiten, die Schmerzen sind stärker geworden. Ich kann im Wartezimmer nicht mehr sitzen, ich laufe den Flur der Praxis auf und ab. Die anderen Wartenden wer-

den nervös, irgendwann werde ich in ein Behandlungszimmer befördert. Wieder gibt es die gleiche Spritze, wieder wirkt sie nicht. In der nächsten Woche ist es wieder etwas schlimmer geworden, noch eine Spritze und eine Überweisung zum Orthopäden.

Jetzt bin ich kategorisiert. Ich habe ein Problem mit meinem Bewegungsapparat.

Meine Nächte existieren kaum noch vor Schmerzen, denn mittlerweile kann ich – falls überhaupt – nur noch unter Schmerzen laufen, sitzen, liegen, stehen, Auto fahren, schlafen, essen; überall dieser ungebetene Gast als Begleiter. Alles wird zur Qual, das Leben ist eine Qual. Warum ich? Was habe ich getan, dass ich so gequält werde? Ich hasse meinen Schmerz. Lass mich in Ruhe, verschwinde, ich habe Dich nicht zu mir gebeten, also, geh, hau ab!!!
Toll, hier muss ich in einem überfüllten Wartezimmer aushalten, mir laufen die Tränen vor Schmerzen... vor Verzweiflung... vor persönlicher Kränkung...

Vor was weiß ich nicht was noch...

Und jetzt auch noch bei meiner letzten Rettung, der Orthopäde. Schließlich kann ich auch hier nach einigen Minuten nicht mehr sitzen, ich laufe herum, das Wartezimmer ist komplett offen gestaltet mit Rezeption und Flur. Auch hier werden die anderen Wartenden nervös – wenn diese Schmerzen nur nicht wären – ich verstehe sie sogar.
Ich gehe zu den Helferinnen, rede mit Ihnen, ob es nicht doch schneller geht, aber alle hören ja mit, da kann ich doch nicht vorgezogen werden. Es dauert weiter. Zwei Stunden dauert diese Wartezeit, oder drei, irgendetwas nahe der Ewigkeit. Ich fühle mich mehr tot als lebendig.

Ich werde in den Röntgenapparat gesteckt. Alle möglichen Körperreflexe werden getestet, der Arzt führt eine lange Befragung durch. Schließlich drückt er mir ein Päckchen Ibuprofen in die Hand und schickt mich heim. „Es müsste damit schnell wieder weg sein. Wir können noch ein bisschen Krankengymnastik machen, so im Hängeapparat und ein bisschen Streckapparat, den habe ich hier stehen."

Nach dem Strecken ist mir jedes Mal schwindlig. „Dann müssen wir das eben lassen, ich finde ohnehin nichts, was Ihre Schmerzen erklärt. Sie wollen noch mehr Schmerzmittel, sind Sie da ganz sicher?"

So, da wären wir nun, jetzt sind meine Schmerzen und ich mit einem neuen Namen belegt: „Simulantin". Ich fühle mich so elend wie noch nie zuvor in meinem Leben. „Simulantin" kreischt mein Gehirn, meine Gefühle fahren Achterbahn, „Simulantin", „Stell Dich nicht so an".

Die nächsten Wochen

Ich versuche wieder arbeiten zu gehen. Drei Stunden halt ich durch, dann humpele ich durch das Gebäude wieder zum Auto, fahre wieder nach Hause, todunglücklich, unnütz, überflüssig und alleine mit meine Schmerzen, versehen mit der liebevollen Bemerkung meines Vorgesetzten: „Mach das Notwendigste und dann geh nach Hause, ich kann Dir nicht zusehen bei Deinen Schmerzen."

Meine Hausärztin weiß nicht weiter, überlegt etwas mit Neurologe, meint, wenn alle Stricke reißen, könnte man mal schauen, im nächsten Ort wäre so eine Schmerzambulanz. Wir verdrängen das, ist ja alles nicht so schlimm. Der Neurologe erscheint handfester.

Natürlich versuche ich zuhause immer noch alles zu regeln, so auch den Garten. Als ich wieder einmal auf Einkaufstour bin im Gartenmarkt, finde ich eine Zweisitzerschaukel, die ich unbedingt haben muss. Mit Mühe schafft es der Verkäufer, das Teil zu zerlegen und in mein Auto zu bugsieren. Diese Schaukel rettet mich durch den Sommer. Sie ist meine Zuflucht, dort finde ich Ruhe. Sie ist auch heute noch meine Zuflucht, wenn sich einmal mehr alles um mich herum dreht, und ich nur noch das Gefühl habe zu ertrinken.

Die Schaukel gibt mir Halt. Dennoch, nach diesen Tief- und Rückschlägen begibt sich meine Psyche immer weiter in Richtung Boden, durchdringt ihn spielend und wandert in den Untergrund. Die ersten Freunde fühlen sich genervt, wenn ich am Telefon sage, „mit den Schmerzen schaffe ich es nicht bis zu Euch", „Die Schmerzen habe ich immer noch...". Bald rufen Sie auch nicht mehr an. Ich selbst rufe auch nicht mehr an, ich bin mit meinen

Schmerzen beschäftigt. Mehr Kraft ist nicht mehr übrig. Mein Freund bemüht sich, kann aber nicht so recht verstehen, was mit mir ist. Er fühlt, dass es mir schlecht geht, kommt nicht damit klar. Wie soll er auch, ich komme doch selbst nicht damit klar. Die Stimmung im Haus wird immer düsterer. Ich bin allein! Diese Erkenntnis bricht mit aller Gewalt in mein Denken und Fühlen ein. Niemand hilft mir, niemand kann mir helfen. Die Achterbahn der Gefühle nimmt mir immer und immer wieder mein letztes bisschen Kraft, obwohl schon lange nichts mehr da ist, was mir an Kraft genommen werden kann.

Meine Nachbarin ist mein einziger Halt. Manchmal lauere ich ihr regelrecht auf, wenn sie nach Hause kommt. Sie redet mit mir. Sie spricht mir Mut zu. Und es hilft, es reicht immer bis zum nächsten Tag. Es gibt noch zwei weitere Menschen, die sich um mich kümmern, eine weiter entfernt wohnende Freundin – Köln, eine Weltreise -– ruft jeden Montagnachmittag an. Das hilft und tröstet. Sie ist auch meine Kollegin, so weiß ich wenigstens ein bisschen, was im Büro und in der Firma passiert. Die anderen Kollegen interessieren sich nicht. Mein Chef ruft einmal an, fragt, ob ich nicht wiederkommen wolle, das würde mich ablenken, dann würde ich bestimmt schneller gesund. Ein Kunde ruft immer wieder an und spricht mir Mut zu, spricht seine Bewunderung aus, wie tapfer ich sei.

Jetzt endlich – Hilfe ?

Der Neurologe untersucht meine Reflexe, sie sind alle in Ordnung. Er ist auch Psychotherapeut. Er schlägt mir einige größere Untersuchungen vor wie Computertomographie und Kernspin. Der Neurologe wohnt 35 km entfernt in einer großen Stadt – auch als Mannheim bekannt. Nicht weit ist eine Radiologische Gemeinschaftspraxis. Als ich dort angewackelt komme zu Terminvereinbarungen, behalten sie mich gleich zur Computertomographie da. „Sie können ja kaum stehen, sie kommen so weit her. Wir haben gerade eine kleine Lücke, kommen sie mit mir. Besser sie warten jetzt hier noch fünf Minuten, als dass sie wegen zwei Terminen getrennt kommen müssen." Die Frau ist nett, und schon wieder laufen die Tränen. Die CT wird mit viel Gefühl und Rücksicht durchgeführt. Hier zeigt sich schon, dass sich ein Wirbel im unteren Lendenbereich so gründlich verdreht hat, dass er einen Nervenstrang abdrückt, der durch einen der beiden Wirbelkanäle läuft.

Kernspintomographie oder auch NMR leider erst ein paar Tage später. Ich hasse die enge Röhre, ich habe Angst vor der Enge, ich habe Schmerzen und kann nicht flach liegen. Der Neurologe gibt mir ein Beruhigungsmittel, das ich vor der Untersuchung in der Röhre nehmen soll. Damit kann ich aber nicht Autofahren. Ich bitte meinen Freund um Fahrdienste, er ist genervt. Er versteht mein Problem nicht. Ihm ist schlecht und empfindet es als unmäßige Belastung, mich jetzt zum Kernspin zu fahren, versteht nicht, dass ich Angst vor der Röhre habe, versteht nicht, dass ich vor allem Angst habe...

Ich liege in der Röhre, ein Arzt bleibt ständig bei mir und hält mein Bein, um mir Körperkontakt zu vermitteln. Er spricht ständig mit mir, soweit das im Lärm des Kernspin möglich ist. Er fragt ständig, ob ich noch liegen kann, sie haben mir ein anderes dickeres und weicheres Kissen untergelegt, das harte Standardkissen herausgenommen. Auch mein Freund bleibt in der Nähe der Röhre bei mir, erträgt trotz allem den Lärm.

Sowohl Computertomographie als auch Kernspin zeigen das gleiche Ergebnis, die Wirbel S1/L5 habe sich gegeneinander verschoben, wie Perlen auf der Kette tanzen meine Wirbel. Ein Wirbelkanal, durch den die Nerven laufen, ist schon komplett dicht, alles ist abgedrückt.

Mit diesen Befunden komme ich zu meiner Hausärztin zurück. Sie entscheidet Krankengymnastik. Kurz später ist sie in Urlaub. Ihr Chef behandelt mich wie eine Simulantin, will mir sogar „an die Wäsche". Na, das hat mir gerade noch gefehlt. Er ist überhaupt nicht in der Lage, die CT und Kernspin-Aufnahmen adäquat zu beurteilen, „ach, das kennen wir, haben wir hier täglich". Völliger Blödsinn, den er da von sich gibt.

Die Krankengymnastik hilft nicht...

Meine Krankenkasse ist echt hilfreich. Meine Betreuerin kümmert sich, sowie ich „Piep" sage. Krankengeld, kein Problem. Ausgleich für 26 Wochen auf 100% durch den Arbeitgeber, kein Problem, sie setzen sich sogar mit dem Arbeitgeber in Verbindung und regeln alles. Die Krankenkasse besorgt mir ein Formular zur Beantragung von stufenweise Wiedereingliederung ins Arbeitsleben. Da ich nun weiß, was mir fehlt, rein körperlich, will ich wieder arbeiten. Es ist Anfang August 1997.

Ich halte es zu Hause nicht mehr aus. Selbst die Gemeindebücherei hat keine interessanten Bücher mehr an Lager und die Buchhandlung kann mir auch nichts spannendes mehr bieten. Dafür meine Eltern: „Ayla und der Clan des Bären". Ich fresse das Buch, ich weine über ganze Passagen. Die Ursprünge der Kommunikation werden aufgezeigt: Gebärdensprache. Seitdem sehe ich jedes Wochenende „Sehen statt hören". Mit der Zeit schaffe ich ein normales Taschenbuch in einem Tag, mein Geldbeutel beklagt sich bitter über die ständigen Bucheinkäufe. Mein Rücken beklagt sich über die lange, steile Treppe zur Gemeindebücherei. Aber ich gebe nicht auf, wenigstens dieses winzige Vergnügen will ich haben, abtauchen in Geschichten, meine Schmerzen vergessen, meinen ungebetenen Gast abhängen, hinausjagen.
Was ich erst später lerne, durch hegen und pflegen meines Schmerzes, durch das Ruhen, habe ich mir leider einen Bärendienst erwiesen.

Ich versuche mich „wieder ein zu gliedern", alleine das Wort. Zwei Tage lang, schaffe ich es jeweils vier Stunden im Büro durch zu halten. Am dritten Tag gehe ich nach zwei Stunden weinend nach Hause und breche die Wiedereingliederung ab. Es ist so um den 20. August 1997.

Ich bin am Boden zerstört, alles erscheint mir sinnlos. Ich will nicht mehr leben.

Irgendwie lebe ich aber doch weiter. In der folgenden Woche durchlebe ich die bis dahin dunkelsten Stunden meines Lebens. Ich weine 24 Stunden am Stück. Ich balanciere auf einem schmalen Rand, wie in einem Vulkankrater, über mir glattgeschliffene schräge Wände, unter mir glatt geschliffene schräge Wände, die nach unten in die Dunkelheit führen, wie ein Schwarzes Loch, perfekt geometrisch, wie eine umgekehrte Pyramide von innen. Ich habe grenzenlose Angst. Am Dienstag fange ich an, mich zu wehren. Ich will leben!

So langsam frage ich mich: „Was mag wohl hinter einem Schwarzen Loch sein?“ Langsam beginnt mein Gehirn zu arbeiten und lässt die Gefühle eine Auszeit nehmen. In meinem früheren Beruf – Medizinische Dokumentarin – hatte ich einmal die Schmerzklinik in Mainz besucht, das war fast zwanzig Jahre her. Vielleicht gibt es die ja noch, vielleicht gibt es noch mehr. Halt! Die Hausärztin hatte doch etwas gesagt von Schmerzambulanz, wo ist das Telefonbuch. Es gibt keine Schmerzambulanz in der Stadt! Ist meine grausame Erkenntnis. Langsam, Mädel, jetzt logisch denken, Ambulanzen gibt es in Krankenhäusern. Wir haben zwei Krankenhäuser, ich rufe eins an. „Nein, wir haben keine Schmerzambulanz, das ist das andere Krankenhaus, ich gebe Ihnen die Telefonnummer.“ Nanu, da hilft mir jemand, ohne dass ich gefragt habe. Ich sage verwirrt: „Danke.“ Und rufe die geschenkte Nummer an.

Ich werde sofort zur Schmerzambulanz verbunden, es ist immer noch Dienstag. Am Freitagnachmittag soll ich vorbeikommen und alles, was ich irgendwie an Unterlagen habe, mitbringen. Hoppla, da denkt ja jemand. Das war ich aber schon lange nicht mehr gewohnt. Die Zeit bis Freitag wird verdammt lang, aber es wird endlich Freitagnachmittag. Ich mühe mich ins Auto, fahre mit Mühe die knapp vier Kilometer zum Krankenhaus im nächsten Ort, in die dortige Schmerzambulanz. Die Räume sind gleich hinter dem Empfang, ich komme fast sofort an die Reihe.

Zum ersten Male treffe ich auf Menschen, die genau wie ich Schmerzen haben, die jeden Winkel in ihrem Denken ausfüllen – so wie bei mir. Dic sich nur unter Schmerzen bewegen können – so wie ich. Sie trösten mich, als meine Einbestelluhrzeit verstri-

chen ist: „Das ist normal hier, es kommen doch auch Notfälle hierher. Aber keine Sorge, hier wird Ihnen geholfen.“ Ich glaube ihnen.
Ich treffe dort den Arzt, einen Anästhesisten, einen Schmerzarzt, alles in einer Person, nach zwei Monaten andauernder, unerträglicher Schmerzen. Dieser Arzt nimmt sich zwei Stunden Zeit für mich. Er spricht mit mir, er liest sich alles geschriebene (was herzlich wenig ist) durch, er betrachtet alle mitgebrachten „Bilder“. Er erklärt mir, was die Bilder genau sagen, er erklärt mir, warum ich Schmerzen habe, er erklärt mir, wo die Schmerzen in meiner Vergangenheit ihre Ursache haben können. Er schlägt noch weitere Untersuchungen durch meinen Frauenarzt vor, um zusätzliche mögliche Ursachen auszuschließen.
Er schlägt mir vor, eine PDA (Periduralanästhesie) zu machen, nein, er sagt mir, dass er mir am Montag eine PDA machen wird (womit er so Recht hat). Ich solle nicht mit meinem Auto herkommen. Ich bin verwirrt, er erklärt mir, was das soll. Ich verstehe, dass mir Schmerzmittel irgendwie in die Nähe des Rückenmarkkanals gespritzt werden soll und habe Angst. Ich verstehe, dass das die einzige Möglichkeit ist, mich „therapiefähig“ zu bekommen. Ich habe solche Angst.

Am Montag komme ich – begleitet von heftigem Durchfall, noch mehr Angst und dem Bedauern der Taxifahrerin – allein in der Klinik an. Ich bekomme die PDA. Ich werde von der Taxifahrerin auf Anruf wieder abgeholt, sie ist die Chefin des Unternehmens. Sie bringt mich heim und passt auf, dass ich heil in die Wohnung komme. Nachmittags geht es mir schon ganz gut. Nachts bzw. am nächste Tag wird es mir schlecht und ich habe unerträgliche Kopfschmerzen, die empfohlene Cola und Schmerztabletten und viel Flüssigkeit schaffen es nicht, die Schädeldecke zur Wiedervereinigung mit Kopf und Hirn zu überreden. Ich will nicht schon wie-

der da an meiner Wirbelsäule herum gestochen bekommen. Ich habe Angst, ich traue mich nicht in die Klinik, diese Schmerzen bringen mich um.
Irgendwann ist alles besser als diese Schmerzen.

Am Donnerstagmorgen bekomme ich einen Blutpatch, am Freitagnachmittag bin ich zum ersten Mal nach 11 Wochen schmerzfrei. Ich kann ohne Schmerzen im Sitzen mein Essen zu mir nehmen. Die vergangene Nacht habe ich mit Tropf wegen Flüssigkeitsmangel im Krankenhaus verbracht.

Ich komme wieder nach Hause. Ab heute ist mir mein Schmerzarzt heilig. Er hat es wirklich geschafft, mir die Schmerzen zu nehmen. Er gibt mir Unterlagen, damit ich ein Schmerztagebuch führen kann. Er vermittelt mich zu einem Physiotherapeuten, der sich auf Schmerzpatienten spezialisiert hat.

Ich bin jetzt wirklich „therapiefähig“ und soll mobilisiert werden... und therapiefähig heißt, ein Therapeut kann mich anfassen, ohne dass ich gleich vor Schmerzen schreie.

Ich muss mich bei der kassenärztlichen Gutachterstelle zeigen. Sie wollen prüfen, wie krank ich bin. Die Ärzte sind ganz nett bei der Untersuchung, prüfen alle Unterlagen, die ich mitgebracht habe. Sie entscheiden, ich solle unverzüglich in Kur. Ein neuer Kriegsschauplatz ist eröffnet.

Mitte September habe ich meinen ersten Termin bei dem Physiotherapeuten. Ab da habe ich mehrere Wochen lang drei Termine pro Woche bei ihm. Er kommt an meine Schmerzen heran, er untersucht mich genau, bevor er „Hand anlegt“, ich bekomme manuelle Therapie.

Es ist die Hölle, immer 25 Kilometer zu ihm zu fahren, manchmal weiß ich nicht so genau, wie ich bis zu seiner Praxis gekommen bin. Die Alternative zu ihm wäre noch weiter entfernt. Er stellt ein Programm für mich zusammen, das ich zuhause machen kann. Ich habe ja Zeit, arbeiten kann ich sowieso nicht. Haushalt geht auch nicht, zum Glück habe ich schon seit letztem Jahr eine Hilfe im Haushalt. Der Physiotherapeut durchdringt meine Schmerzen, er erreicht mich, mein Bewusstsein, ich weine oft vor Schmerzen bei der Behandlung, offiziell genannt „Manuelle Therapie".

Wenn mein Gehirn nicht nur durchdrungen ist von Schmerzen, merke ich, dass auch mein Physiotherapeut erschrocken ist, auf welch geringfügige Berührungen ich mit enormen Schmerzen reagiere. Aber wir kommen vorwärts, langsam, mühsam, aber stetig.

Ganz langsam lerne ich, wieder Vertrauen in meine Beine, in meinen Körper zu haben. Mein Physiotherapeut macht mir Mut, spazieren zu gehen, alleine. Erst ein kleines Stück, so 50 Meter, dann 100 Meter. Dann immer ein bisschen mehr. Irgendwann berichte ich ihm stolz, „ich bin einen ganzen Kilometer gegangen in gut 30 Minuten, alleine". Die Betonung liegt auf „einen ganzen" und „alleine". Das übe ich dann jeden Tag, nach einigen Wochen schaffe ich diesen ganzen Kilometer in 15 Minuten, ein paar Monate später mit Walking in weniger als 10 Minuten. Seitdem trifft man mich regelmäßig beim Walking in den Rheinauen, meistens Samstag und Sonntag, manchmal, an traumhaften Sommertagen auch frühmorgens um sieben, wenn es noch nicht so heiß ist.

Mein Vertrauen in mich wächst täglich. Ich nehme regelmäßig meine Termine in der Schmerzambulanz wahr, meistens zum Gespräch, ich bekomme keine weiteren Schmerzmittel, nur auf meinen direkten Wunsch, aber ich brauche keine, es geht auch ohne.

Im letzten Oktoberdrittel bin ich ganz mutig, ich kaufe mir eine Karte für ein Musical in Mannheim, 35 km entfernt, ich freue mich und habe gleichzeitig Angst. Es ist eine Tortur, zwei Stunden zu sitzen und auch noch den Weg hin und zurück im Auto zu fahren. Aber es war eine herrliche Aufführung, ich habe mich getraut, wieder am gesellschaftlichen Leben teilzunehmen. Die Leute, die mit mir zusammen dort sind, sorgen sich um mich. Aber ich will nur genießen. Ich habe ein kleines Stück Freiheit zurück erobert. Ich bin nicht mehr nur Sklave meiner Schmerzen.

Jetzt gehe ich auf äußerste, ich will erneut eine Wiedereingliederung versuchen. Ich starte Ende Oktober 1997. Dieses Mal bin ich schlauer, ich beginne mit zwei Stunden am Tag, zwei Wochen lang. Alle zwei Wochen steigere ich mich um eine Stunde. Mein Physiotherapeut meldet schwerste Bedenken an, meine Betreuerin bei der Krankenkasse warnt vorsichtig, ich möchte mich doch nicht wieder übernehmen, mein Schmerzarzt unterstützt mein Ansinnen, mein Hausarzt ist absolut überfordert.

Es klappt. Zum Glück hatte meine Firma Ende Juli entschieden, mir einen tragbaren PC für zu Hause zu geben, damit ich wenigstens E-Mails lesen konnte. So war ich nie mehr ganz weg vom Geschehen, nur meine Telefonrechnung war nicht so toll... Komischerweise reicht ein normales Gehalt nur mühsam bis zum Monatsende, gerade als ich krank und den ganzen Tag zu Hause bin.
Aber auch das lerne ich Tag für Tag besser verstehen, ich muss meine innere Verzweiflung, Angst, Einsamkeit und Leere nicht mehr mit Einkäufen kompensieren.
Mein Selbstwertgefühl meldet sich ganz zaghaft zurück.

Im November beginnt mein Physiotherapeut, mich in seinen „Maschinensaal“ zu stecken. Ich beginne mit 18 kg an der Beinpresse. Ein Wahnsinnsgewicht. Nur wenige Wiederholungen sind angesagt, und trotzdem bin ich schweißgebadet.
Hier lerne ich eine nette Frau kennen, Andrea. Eine Leidensgenossin, erfahre ich. Was auch sonst in diesen Räumen? Probleme mit der Halswirbelsäule. Sie kam 16 Monate zuvor auf Krücken hierher, konnte nicht mehr frei laufen. „Er“ hat sie von den Krücken befreit. Wenn wir von unserem Physiotherapeuten sprechen, sprechen wir nur von „Er“ oder „ihm“. „Er“ hat zuweilen eine etwas ruppige Art, geht auch in die aufgestauten Herzschmerzen hinein, provoziert, um die Gegenreaktion bei uns zu erreichen. Es funktioniert. „Er“ weiß genau, wovon „er“ spricht, was „er“ provozieren kann und darf.

Oh ja, ich sehe die Stirnrunzeln auf dem Gesicht des geneigten Lesers; klar, Abhängigkeit von Therapeuten, Fixierung auf den Therapeuten. Jeder, der diese Schmerzen kennt, macht diese Phasen durch. Die Therapeuten werden schnell zu Drogen. Es liegt dann am Schmerzpatienten, zu wachsen und erwachsen zu werden. Aber noch ist dieser Zeitpunkt nicht gekommen, er ist sogar noch in weiter Ferne... aber das weiß ich erst heute, fünf Jahre danach.
Ich arbeite verbissen, um meine Muskeln aufzubauen. Das habe ich gelernt und verstanden, nur ein starkes Muskelkorsett ist in der Lage, die tanzenden Wirbel (Fachausdruck: Instabilität) in Schach zu halten, Pardon, in ihrer korrekten Position zu halten. Alle Fachleute sagen mir, durchhalten, sonst sitzen Sie ganz schnell im Rollstuhl. Das sitzt nun endgültig! Ich habe verstanden. Jetzt ist er mein grinsender Begleiter, reißt seine Possen, wenn ich müde werde und nachlasse „Ha, gleich hab ich Dich“. Und schon renne ich ihm wieder davon. Nein, so schnell kriegt dieses zweirädrige

Gefährt mich nicht. Ich werde kämpfen, solange es mir möglich ist.

Meine Tage sehen nun so aus, dass ich morgens meine Übungen zu Hause mache, dann arbeiten gehe, wieder nach Hause fahre, spazieren gehe, mir etwas zum Essen bastele, zur Physiotherapie fahre, mich entspanne durch Lesen und Erzählen mit den Nachbarn. Bei Spaziergängen treffe ich viele Nachbarn, auch weiter entfernt wohnende. Ich werde angesprochen, dass ich nun aber schon sehr schön laufen könne. Ja, ja, sie hätten mich beobachtet und so sehr bedauert, die junge Frau ist so schwer krank. Ich staune nur.

Bei meinen Spaziergängen ziehe ich immer weitere Kreise. Der November vergeht, meinen Geburtstag begehe ich nur mit sehr wenigen Leuten. Es wird kälter, der Dezember steht vor der Tür, ich bekomme einen Stellungsbefehl zur Kur ins tiefe Allgäu.

Huh, das hatte ich ja ganz vergessen: Im September durfte ich mich beim Vertrauensarzt der Krankenkassen (oder so ähnlich) vorstellen. Dort wurde ich dann auch noch einmal untersucht und es wurden Gespräche mit mir geführt und aufgrund meines Gesamteindruckes wurde dann eine Kur genehmigt. Wenn ich nur vorher gewusst hätte, was das noch für einen Tanz gibt…

Ich lehne ab, da ich nicht weiß, wie ich eine derartig lange Reise (ca. 300 km) durchstehen, überstehen soll. Es wird verfügt, dass ich mit Liegendtransport dorthin soll. Aber ich bleibe hart, jetzt geht es einfach noch nicht, in ein paar Monaten vielleicht, und dann garantiert nicht in ein simples Moorbad. Da brauche ich schon mehr.

Ich bringe mir ein bisschen Walking bei. Es geht mühsam, aber zeigt Wirkung. Die Muskeln lernen miteinander zu arbeiten, sich einzuschwingen, sich wieder harmonisch in meinen Vorwärtsdrang einzufügen. Alle Muskeln werden durch bewegt, von den Haarspitzen bis zu den Zehen und den Fingern. Mittlerweile kann ich auch schon 36 kg mit beiden Beinen in der Beinpresse stemmen, ich kann sogar schon im Rückentrainer sitzen, ohne nur an die Schmerzen beim Sitzen zu denken, die Übung klappt. Es kommen immer mehr Trainingsgeräte dazu.
Es bilden sich erste zaghafte Muskeln heraus, ich dachte immer, nur Bodybuilder hätten so schön definierte Muskeln. Ha, nein, falsch gedacht, auch ich habe ein paar hübsche kleine Muskelgruppen. Meine Arme und Beine werden fester.
Und... ich habe eines bis ins Innerste meiner Seele verstanden, meine Muskeln trainieren, muss ich bis an mein Lebensende, ich darf nie nachlassen mit dem Training, sonst warte der Zweirädrige auf mich.
Eine heftige Erkältung wirft mich um Wochen zurück in meinem erreichten Trainingspensum. Nicht aufgeben, immer wieder weiter machen, nie nachlassen, dann werden die Schmerzen auch nie wieder so schlimm, wie sie waren. Immer hübsch in Bewegung bleiben.

Geneigter Leser, Sie können jetzt gerne anmerken, niemand muss müssen. Klar, aber was denn dann in meiner Lage??? Der Rollstuhl lauert am anderen Ende des Weges, sowie ich meine Schufterei einstelle. Diese Aussicht ist nicht für mich gemacht.

Mein Traum ist: ein Leben ohne Schmerzen, selbstbestimmt leben können, mich frei bewegen können von Ort zu Ort, und ich bin bereit, dafür zu schuften. Allerdings lerne ich auch, dass weniger Schmerzen nicht automatisch mehr Lebensfreude bedeuten. Erst jetzt – im Mai 2002 – bin ich in der Lage, diese Geschichte in ihren Anfängen aufzuschreiben. Sie werden feststellen, dass es dann doch noch einige Zeit dauert, bis ich alles niedergeschrieben habe. Ich habe Frieden mit meinen Schmerzen und – vor allem – mit mir selbst geschlossen. Dafür steht der Spruch am Ende der Geschichte, na na, nicht spitzeln!

Zwischenzeitlich habe ich – Dank der Schmerzambulanz – an einem Schmerzbewältigungstraining teilgenommen. Es wird von einer Taiwanesischen Psychologin durchgeführt. Sie arbeitet in einem Projekt, in dem Schmerzpatienten in Taiwan und in Deutschland verglichen werden. Leider war das Projekt damals noch in den Kinderschuhen – und ich habe den Kontakt verloren. Vielleicht werde ich irgendwann einmal die Ergebnisse erfahren. Kleine Anmerkung: es ist wichtig, immer neugierig zu bleiben, immer interessiert am Geschehen und durchaus auch mitmachen. Zurück zum Training: Frau Li erklärte uns die Mechanismen, wie chronischer Schmerz entsteht und wie wir damit umgehen können bzw. ihn bewältigen können. Sie hat uns unterschiedlich Entspannungsmethoden beigebracht wie PMR (progressive Muskelrelaxation) nach Jacobsen, Traum-/Phantasiereisen, Selbstmassage. Was sich aber tief in mein Gehirn eingegraben hat, war eine Zeichnung mit mehreren kleinen Bildern, ähnlich wie ein Comic. Die Bildunterschriften lauteten folgendermaßen:

- Genieße bewusst
- Überlasse Deinen Genuss nicht allein dem Zufall
- Nimm Dir Zeit zum Genießen
- Gönne Dir Genuss
- Schule Deine Sinne für Genuss
- Genieße lieber wenig, dafür richtig
- Genieße die kleinen Dinge des Alltags
- Genieße auf Deine Art

Dieses Blatt hängt in meinem Zimmer, ich sehe es jeden Tag, manchmal nehme ich es gar nicht wahr, aber wenn, dann schaue ich bewusst darauf und fühle mich erinnert an meine täglichen Hausaufgaben: Genießen. Als der Kurs endet, spreche ich noch einmal mit unserer Trainerin. Zum Schluss schaut sie mir in die Augen und sagt: „Ich sehe in Ihren Augen, dass Sie es schaffen!" Dieser Satz klingt mir heute noch in den Ohren, immer und immer wieder, und er ist mir ein beständiger Ansporn.

Das Jahr 1997 neigt sich seinem Ende zu. Auf meinen Walking-Touren nehme ich ab und zu meinen Fotoapparat mit, mein Hobby macht mir wieder ein ganz kleines bisschen Spaß. Das ist immer das Anzeichen, dass es mir psychisch wieder besser geht.

Ein Autositz und die Folgen

So langsam kümmere ich mich auch um weitere Hilfsmittel. Da mein Beruf mit Reisen verbunden ist – Außendienst und Beratung – überlege ich, wie ich meinen Fahrersitz umgestalten kann. Es stellen sich heftigste Schmerzen ein, sowie ich länger als eine halbe Stunde im Auto sitze und von unten her Druck auf die Wirbelsäule ausgeübt wird. Wie finde ich einen geeigneten Sitz, was kostet so etwas, wer verkauft so etwas?
Die Krankenkasse sagt, nein, wir geben keine Unterstützung für einen solchen Sitz, bitte sprechen Sie mit Ihrem Rentenversicherer, die BfA. Ich lerne nun auch diesen Verein kennen. Im Dezember sitze ich über dem Formular, 21 Seiten muss ich ausfüllen, um einen angepassten Autositz mit mehreren Verstellmöglichkeiten zu beantragen. Es wird mühsam, einen passenden Händler zu finden. Schließlich finde ich einen an der südlichen Weinstraße. Die erste Erkenntnis: Recaro passt irgendwie nicht mit meinem Körper zusammen – warum muss dieses Probesitzen nur so wehtun. Dieser „Ausflug“ entwickelt sich zur Tortur.
Aber es gibt noch eine kleine Hoffnung, die Firma König (auch bekannt aus der Formel König, nur so für Rennsportinteressierte) hat einen ganz neuen Sitz herausgebracht, irgendwie klingt dessen Name wie „Rehamed“. Er kann durch Einzelstücke umgepolstert werden, es kann ein „Loch“ gebastelt werden an der Stelle, wo meine Wirbelsäule auf der Sitzfläche aufliegen wird. Es dauert einige Zeit, aber ich suche alles Geld zusammen, um mir diesen Sitz leisten zu können. Die BfA lehnt meinen Antrag ab, und fragt zur Krönung, wie ich es wagen könne, mir einfach selbstbestimmt einen solchen Sitz zu kaufen. So langsam frage ich mich, wo diese Herrschaften leben.
Parallel darf ich mich mit der BfA streiten, welche Art Kur für mich angebracht ist. Mir wird glattweg am Telefon bescheinigt,

dass ich unfähig bin, meine Erkrankung selbst einzuschätzen und demzufolge bin ich auch unfähig, zu sagen, welche Art der Therapie einen Sinn machen könnte. Schmerzen sind doch keine Krankheit. Mein Zorn steigt über die Halskrause, wenn ich nur aus diesem Verein austreten könnte, wieso zahle ich seit 20 Jahren da ein und, ich weiß nicht seit wie lange schon, auch noch die Höchststrafe – oh, Entschuldigung – den Höchstsatz. Verdammt noch einmal, warum muss ich da einzahlen, wenn ich noch nicht mal ein Anrecht auf minimale Erstattung habe. Diesen Laden habe ich nur gefressen. Sie sind ein Gesundungs-Verhinderungsladen! Alles muss ich selber machen, warum ich. Aber ich lerne von einem guten Bekannten, einseitig gelähmt, die BfA wollte ihm die Lenkhilfe nicht mehr bezahlen, weil sein Arzt keine Auskunft mehr über ihn geben könne. Er wäre wohl gesundet. Pustekuchen, er hatte nur den Arzt gewechselt. Derartige Intelligenzleistungen der BfA werden mir in der Folge immer wieder zugetragen. Sitzen dort denn keine Menschen?

Ich soll in ein Moorbad. Die Kurklinik hat als einzige weitere Besonderheit eine „Lehrküche“. Kochen kann ich, danke. Mit Ernst betrachtet weiß ich auch, was ich in einer Küche anpassen kann, um Behinderten gerecht eingerichtet zu sein. Aber ich bin nicht behindert, ich bekomme auch keine Prozente als Schwerbehinderte, nein, ich habe „nur“ dauerhaft Schmerzen!

Wir einigen uns schließlich auf eine weitere Verschiebung. Am Montag, 26. Januar 1998 gehe ich ohne Krankmeldung, ohne Wiedereingliederung, arbeiten, normale sieben Stunden am Tag. Ich bin so stolz!
Gegen 13:00 Uhr geht die Nachricht um, dass unsere Firma von einer anderen gekauft worden ist. Es sind nun sieben Monate vergangen, dass „mein ungebetener Gast“ zu mir kam. Ich bin wie

betäubt nach dieser Nachricht. Ich habe mir vor gut acht Jahren meinen Arbeitgeber sehr bewusst ausgesucht, dort wollte ich bis zur Rente bleiben.

Na, diese Idee, mit bis zur Rente und so, ist denn nun auch gestorben. Ich fahre zu meinem Physiotherapeuten, mein regelmäßiger Behandlungs- und Trainingstermin steht an. Als ich – wie immer ein paar viele Minuten zu früh – in den Warteraum komme, sieht er mich nur an und sagt, „durch in den Behandlungsraum". Dort laufen meine Tränen dann endlich. Er kümmert sich nur darum, dass ich mich entspanne, mich beruhige und wieder zu mir finde, mich sammeln kann, und er verzichtet auf die reguläre manuelle Therapie. Mühsam nur kann ich mich mit dem Gedanken vertraut machen, dass „wir" gekauft worden sind. Unsere Firma doch nicht, nie. Aber es ist wahr.

Gleichzeitig verhandele ich mit meinem Autohändler, mein Leasingfahrzeug, das noch ein Jahr bei mir bleiben sollte, laut Vertrag, vielleicht früher zurück zu nehmen. Ich bin sichtlich verblüfft, als der Händler sagt, „Überhaupt kein Problem, ich sehe doch wie es Ihnen geht, kommen Sie, wir probieren schnell einen Mini-Van aus, wie Sie da ein- und aussteigen können und wie das Sitzen ist, dann regeln wir den Rest". Der neue läuft drei Wochen später vom Band, der Händler konnte in eine Option eintreten und mir das Auto ca. vier Wochen früher liefern. Das Umschreiben des Leasingvertrages war kein Problem. Das neue Auto bekommt dann auch bald den neuen Sitz. Ich kann immerhin fast schmerzfrei zur Arbeit fahren, na ja, ist schon ein bisschen arg geflunkert, aber ich war doch so froh, wieder am normalen Leben teilnehmen zu können, wieder als normaler Mensch zu gelten. Nun ja, meine Hilfswerkzeuge habe ich jetzt alle, aber Geld von der BfA oder der Krankenkasse. Nichts ist. Ich darf mich immer noch beschimpfen lassen, dass ich Eigeninitiative gezeigt habe. Meine Anwältin kämpft sich mühsam durch, aber es geht einfach nicht vorwärts, DM 4000,- hat mich der Sitz gekostet.

Ja, ich weiß, viele Menschen würden sich wahnsinnig freuen, nicht zur Arbeit gehen zu müssen. Nicht mehr täglich sich quälen zu müssen in einem ungeliebten Job, in einem unangenehmen Betriebsklima. Dachte ich auch mal, aber sieben Monate zu Hause bleiben bzw. krankgeschrieben zu sein, war für mich zuviel. Schließlich war ich ja nicht gesund und quietschfidel und beweglich und frei in meinen Handlungen und Entscheidungen; eine solche Krankheit ist – glaube ich – immer noch nicht erfunden, bei der es einem gut geht und alles möglich und machbar ist. Ich wollte unbedingt wieder arbeiten gehen, ein ganzer Mensch sein, mich bestätigt fühlen... was auch immer das heißen mag.

Der Vorgesetzte meines Vorgesetzten (kurz: ChefChef) teilte mir fürsorglich mit, dass er mich in einem anderen Job sehen würde, ich wäre ja mit meiner Krankheit nicht mehr so einsetzbar, wie es in unserer Abteilung notwendig wäre. Am besten wäre es ja wohl für mich, einen Job im Büro zu haben, bei dem ich gemütlich sitzen kann. Aber, ich sollte erst einmal in Kur fahren...

Ich könnte heulen, denn, was ich nun wirklich absolut nicht gut kann, ist ständig auf dem Stuhl sitzen. Versteht dieser Mensch eigentlich, was er sagt und tut? Zum Glück können Buchstaben nicht Töne weitergeben, sonst, geneigter Leser, wären jetzt extra dichte Ohrenstöpsel angesagt. Ich könnte schreien bei soviel Unverständnis und fehlender Sensibilität. Schreien!!!

Kur oder Reha... ?

Schon wieder war ich kurzfristig zur Kur einbestellt worden, schon wieder hatte ich dieses Moorbad im Allgäu abgelehnt), und mit viel Gezeter und Gezanke konnte ich in eine andere Klinik, ca. 130 km von mir entfernt, ich konnte mit dem Auto dorthin, es sollte Ende April 1998 losgehen. Da die endgültige Einigung erst Anfang April erfolgt, bin ich dann über Ostern bis zur Abreise beschäftigt mit Vorbereitungen.

Endlich ist dann der Tag der Abreise da: Mittwoch 29. April 1998. Bitte seien Sie pünktlich um 13:00 Uhr bei uns. Klar, mache ich. Termine einhalten kann ich. Tja, und dann geht das Durcheinander los. Ich soll mein Gepäck allein aufs Zimmer bringen, was ich zu Hause noch nicht einmal bis zum Auto bekommen habe. Es gibt keinen Parkplatz für mich, obwohl ich den ausdrücklich habe reservieren lassen. Mein Auto parke ich irgendwo in der Gegend an der Straße. Geht ja schon prima los, denke ich mir. Ein netter Mensch am Empfang findet sich, der meine Sachen per Wagen aufs Zimmer befördert und da stehen sie nun. Ich lerne gleichzeitig, dass die Ärztin heute keine Zeit mehr hat, meine Eingangsuntersuchung durchzuführen. Warum bin ich dann schon hier? Ich bin wütend, ich fühle mich verschaukelt und kann nicht anders, ich heule so ziemlich den ganzen Tag. Mittagessen, nein, ist nicht geplant, aber wenn Sie sich beeilen, dann gibt es vielleicht noch Reste in der Küche. Wo bin ich hier bitte?

Am Nachmittag kommt die Ärztin vorbei, um mich wenigstens zu begrüßen. Sie teilt mir so als Trost mit, es wären noch mehr Patienten heute angekommen, die sie zuerst untersuchen wolle, das ginge schnell, da Routine. Aber ich gehöre zu den zwei Patienten, die mehr Aufmerksamkeit verdienten, daher würden wir erst morgen früh untersucht. Sie wolle sich für uns Zeit nehmen. In der Zwischenzeit solle ich denn doch einmal meine Koffer auspacken.

Meine Fragezeichen bauen sich innerlich in unendlicher Zahl auf. Routine, Aufmerksamkeit, hinten dran. Wann wollen die Herrschaften denn mal mit Anwendungen etc. beginnen, geht ja erst nach der ärztlichen Eingangsuntersuchung. Der Freitag ist der 1. Mai und Samstag und Sonntag tut sich auch nichts. Was soll ich denn nun hier? Koffer auspacken, wozu? Ich bin auf Krawall gebürstet, Ablehnung pur. Da sitze ich und will lieber nach Hause fahren, als noch eine weitere Minute dort sein.

Dann geschieht etwas, was mir anscheinend zeigen soll, hier bist Du doch richtig. Ich blättere zornig und angeödet durch die ausgelegten Veranstaltungskalender und Blättchen. Ein einzelnes Blatt, ich will es gerade wegwerfen, da sehe ich den Text auf der Rückseite: Gebärdensprachkurs. Meine wichtigste Maßnahme ist nun, mich zu diesem Kurs anzumelden. Aber ich will doch nicht bleiben. Schwierige Entscheidung. Ich bleibe. Der Gebärdensprachkurs kommt unter großen Mühen zustande, ist so mein persönliches „Highlight des Tages“, zwei Wochen lang.

Ja, geneigte Leser, tatsächlich wurde ich noch von der Ärztin untersucht, wahrhaftig wurden noch einzelne Anwendungen für mich gefunden für diesen Tag und auch noch ein oder zwei für den Samstag.

Am Feiertag, 1. Mai, kommt mich eine Freundin aus Köln in Wiesbaden besuchen. Es hat gut getan, von einem lieben Menschen aufgesucht zu werden. Ich fühle mich so unendlich einsam dort. Unglücklich wie ich in der Folgezeit war, versuche ich meinen Schmerzarzt telefonisch zu erreichen – ohne Erfolg. Ich versuche das Telefon zu überzeugen, mich mit der Schmerzhilfe sprechen zu lassen, auch ohne Erfolg. Alle unterwegs.

Irgendwann komme ich aus meiner Verzweiflung heraus, ich weiß nicht mehr wie, aber ich war draußen. Am Tisch bilden wir mittlerweile einen netten Kreis, zwei Männer und vier Frauen, die Frauen ein Jahr auseinander (40/41/42/43 Lebensjahre), die Männer älter (Anfang 50, Mitte sechzig). Nun denn, wir sind doch ziemlich im Mittelpunkt, da wir immer wieder gemeinsam etwas unternehmen, sei es ins Theater oder zum Essen, ins Kasino, zum Spazieren in die Stadt etc. Etwas findet sich immer für uns. Und wir lachen viel, wir reden viel miteinander, die neidvollen und missbilligenden Blicke gehören uns.

Eine davon, Uli, „meine“ Stewardess, treffe ich eines Morgens auf unserem Flur und sie nimmt mich einfach nur in die Arme, um mich zu trösten. Das hat so gut getan.
Die Sporttherapie, fast täglich, baut meine Muskeln im Eiltempo auf, zusätzlich Wassergymnastik, Rückenschwimmen und Walking und Stretching. Es gibt sogar Entspannungsbäder.

Das Gute an der Kur? Außer Duschen, Anziehen, Umziehen, Essen zuführen im Speisesaal und mich zum Schlafen legen, hatte ich praktisch keine Verantwortung. Nur trainieren, ein bisschen Aufklärung über Ernährung, ein bisschen Gesprächstherapie. Und das wichtigste nicht zu vergessen, Gebärdensprache lernen. Ich hatte Zeit, mich ausschließlich um mein Wohlergehen zu kümmern, sonst nichts!

Es gab auch noch eine merkwürdige Episode: Eines Tages lag ich in meinem Zimmer auf dem Boden und trainierte vorsichtig meine Bauchmuskulatur mit einem schweren Buch. Da klopfte es an der Tür, gleichzeitig wurde diese aufgeschlossen – Chefarztvisite. Nun ja, es gibt Schlimmeres. Ich wurde gelobt, wie brav ich doch meine Übungen mache und welche Fortschritte ich schon gemacht hätte, da kam das Gespräch auf den Gebärdensprachkurs. Herr Chefarzt wollte gerne die Unterlagen sehen, und er lieh sie sich aus. Es dauerte mehrere Tage, bis ich die Unterlagen zurückbekam. Die Erklärung kam dann über unsere Lehrerin, sie war von der Klinikleitung abgemahnt worden wegen eines Textes, den sie erfunden hatte, damit wir etwas zum Gebärden hatten. In diesem Text wurde über den Kurschatten gesprochen. Das gefiel der Klinikleitung nicht. Nein, wie armselig, Herr Doktor… Schade auch, dem Arzt hätte ich doch etwas mehr Humor zugetraut, aber da hat er wohl nicht laut genug „hier" gerufen, wie der liebe Gott diese Eigenschaft verteilt hat. Lachen ist die beste Medizin, nur welcher Mediziner lernt das schon.

Während der Gebärdensprache lachen wir sehr viel, weil wir irgendwie unsere Hände nicht so recht gebrauchen können, obwohl wir sie doch jeden Tag bei uns und in Betrieb haben. Da gehen schon die Feinheiten unter, wir sind nachlässig in der Bewegung, und schon erklärt uns unsere Lehrerin Conny, dass wir gerade etwas ganz anderes mitgeteilt haben, als wir wollten. Wir lernen LBG – lautbegleitende Gebärdensprache und nicht DGS – deutsche Gebärdensprache. Der Unterschied: Nun, die LBG übersetzt Wort für Wort, wie es gesprochen wird in der Lautsprache, die DGS hat eine eigene Grammatik und Syntax, sie ist eine eigenständige Sprache.
Die Tage vergingen, mein Freund will mich besuchen, das Zimmer ist reserviert, aber er wird krank und kann nicht kommen. Dafür kommen meine Eltern zu Besuch, auch sie nehmen einen weiten Weg in Kauf, um mich zu sehen. Wir haben es uns dann auch gemütlich gemacht in der Stadt. Durch mein Auto mit dem Spezialsitz bin ich recht beweglich und unabhängig und kann viele Touren machen, die sonst nicht möglich gewesen wären. Was sollte

ich sonst tun, wenn um 14:00 Uhr die letzte Anwendung zu Ende ist?

Sogar ein bisschen Fotografieren war drin.
Es wurde dann Anfang Mai sehr heiß, die Temperaturen kletterten auf über 30 °C, natürlich waren meine eingepackten Sachen für drei Wochen alle etwas zu warm. Nun gut, in Wiesbaden gab es Kaufhäuser… die durften dann ein bisschen Geld an mir verdienen.

Insgesamt war ich froh, wie die drei Wochen vorbei waren. Zwei Wochen davon hatte ich wirklich Behandlungen. Das meiste davon konnte ich auch bequem zu Hause machen, allerdings nicht in dieser Dichte. Manchmal denke ich, ich könnte wieder so eine Zeit brauchen, nur um mich und meinen Körper besorgt, für alles andere sorgen hilfreiche Geister. Sei's drum, die Zeit bringt erst einmal ganz anderes für mich, aber davon erst gegen Ende der Geschichte. Wichtig ist nur, dass ich dort eine Freundin gewonnen habe, Uli „meine Stewardess". Wir kämpfen uns tapfer durchs Leben und unterstützen uns gegenseitig, so gut es geht. Ich erinnere mich an ein Wochenende, es war heiß. Sie war in Eile, sie hatte keine Schuhe an, wollte aber unbedingt meine Eltern begrüßen und hüpfte von einem Fuß auf den anderen dabei, weil der Bürgersteig so aufgeheizt war.

Rückblickend kann ich zur Kur sagen, dass sie mir wenigstens mehr Sicherheit im Umgang mit meinem Körper gegeben hat. Ich weiß nun, wo die Grenzen sind, wo noch Potentiale sind. Leider habe ich das Rückenschwimmen nicht weiter geübt und habe es schon wieder verlernt, allerdings bin ich auch nicht so die Wasserratte.

Ich schaue gerne aufs Wasser, sei es die Wellen am Meeresstrand oder ein Bach im Wald, mir schenkt das tiefe Ruhe. Und – ich genieße diese Momente. Ich habe gelernt.
Noch ein kurzer Schwenk zurück zur Schmerzbewältigung: Während des Seminars dachte ich immer, was soll das, das weiß ich alles, das kenne ich alles. Heute weiß ich genau, kennen und wissen ist eine Sache, das ganze Thema leben, ist eine andere und sehr eigene Sache, wie fast alles im Leben. Ja, lachen Sie nicht, sogar philosophieren gehört zur Schmerzbewältigung dazu! Das hilft, um seinen Platz in dieser Welt wieder zu finden und auch wieder einzunehmen, auszufüllen.

Ein Jahr später

Was mich besonders freut, ist die Tatsache, dass ich ohne Schmerzmittel auskomme, nur ab und zu einmal eine Tablette gegen Kopfweh, wie das die meisten Menschen machen. Meine Schmerzen kann ich mit dem Körper- und Muskeltraining unter Kontrolle halten.
Ja, richtig gelesen, „unter Kontrolle halten“. Zu dieser Zeit bin ich noch lange nicht in der Lage, mich mit meinen Schmerzen zu arrangieren, ganz zu schweigen davon, dass meine Schmerzen und ich in friedlicher Koexistenz leben, jeder dem anderen genügend Raum gibt, um zu leben. Nein, nein, das dauert. Oder mit einem englischen Sprichwort: „Nur Geduld, mit der Zeit wird auch aus Gras Milch.“

Oder ein Gedicht:

Über den Schmerz
von Katrin A. Kling

Der Stoff aus dem die Träume sind
und durch meine Adern rinnt
ist gegen Schmerzen erdacht,
die mich beinah umgebracht,
Lidocain heißt die Zauberinfusion.

Schmerz, der an meiner Seele frisst,
Schmerz, der mich niemals vergisst.
Schmerz, was willst Du mir sagen?
Wie lange noch muss ich Dich tragen?
Schmerz, ich hasse Dich.
Warum, warum wählst Du mich?

Schmerz, Du nie endende Qual,
hab' ich denn keine andre Wahl,
als Dir meine Hand zu reichen?

Wirst Du dann endlich von mir weichen?
Aber bleibst Du immer mein Begleiter,
so weiß ich bald nicht mehr weiter.

Schmerz, Du bist mein größter Feind,
so oft hab' ich geschrien, geweint.
Wie oft wollte ich schmerzlos sein,
doch Du bist noch immer mein Begleiter.
Schmerz, wann lässt Du mich allein?
Willst Du um Freundschaft werben
oder soll ich vorher sterben?

Soll ich Dich zum Freunde machen,
und sollen wir sogar zusammen lachen?
Vielleicht kennst Du ein schönes Spiel.
So erzähle mir davon.
Schmerz, Du bist mir viel zu viel.

Der Sommer kommt, wir beschließen, in Urlaub zu fahren. Nur, wohin? Weit und lange fahren oder. im Auto sitzen kann ich noch nicht. Wir wollen doch wieder in die Schweiz. Da fällt uns ein, dass wir vor vier Jahren am Bieler See waren, in einem wunderbaren Hotel. Wir rufen an, unser Zimmer von damals ist auch zur Verfügung und so buchen wir, sechs Tage vorsichtshalber nur. Der Urlaub funktioniert. Wir genießen die Zeit, wir sehen schöne Orte, sogar das Schmetterlingshaus in Tigne ist geöffnet und neu und größer. Es war einige Zeit vorher abgebrannt. Jetzt gibt es sogar noch ein Nachttierhaus mit frei lebenden und frei fliegenden Tieren. Faszinierend.

Als wir dann am 22. August zurückkommen, weiß ich, dass ich am 31. August los darf, um denn einen weiteren Schritt in meiner beruflichen Ausbildung zu machen, SAP EarlyWatch heißt mein neues Gebiet. Die Ausbildung dauert 10 Wochen, wovon ich die erste Woche ausfallen lassen darf, da ich ja schon seit vier Jahren im SAP Thema bin. Es ist kein Zuckerlecken, die meisten sind deutlich jünger als ich. Aber mit meiner Berufserfahrung kann ich vieles ausgleichen. In der Zwischenzeit gibt es Kunden, die darauf bestehen, mich zu sehen. Leider wohnen sie nicht gerade an den Hauptverbindungsstrecken der Deutschen Bahn, so dass es mir relativ schwer fällt, dorthin zu kommen. Aber ich komme dort an, schließlich ging es dann doch gegen meine Ehre, dass der Kunde mich auf eigene Kosten abholen lassen wollte – mit einem Taxi.

Ende Oktober ist diese Lernphase auch vorbei. Ich komme in den normalen Bürobetrieb zurück. Es funktioniert einigermaßen. Reibereien mit dem Vorgesetzten sind an der Tagesordnung, so allmählich werden die Kundenkontakte wieder regelmäßiger und die Umzugsorgie im Büro beginnt. Wir ziehen innerhalb von sieben Monaten viermal um. Meine Habe im Büro reduziert sich von ca.

40 Kartons auf sechs bei der letzten Ankunft und davon bleiben ernsthaft nur noch zwei Kartons Material übrig. Je mehr ich entrümpele im äußeren Bereich, desto freier fühle ich mich. In der Zeit von November 1998 bis Oktober 1999 passiert beruflich sehr viel, dabei entgeht mir, dass in meiner Beziehung zu meinem Lebensgefährten so ziemlich alles den Bach hinunter geht und Freunde habe ich auch nur noch in sehr wohl sortierter Auswahl möglichst weit entfernt.

Sie wundern sich über meine Erkenntnisse, ja, es ist schon erstaunlich, zu welchen Erkenntnissen ich fähig bin, gerade mal so drei bis vier Jahre später. Aus der Entfernung alles "null Problemo".

Bei der Arbeit bekomme ich immer mehr neue Aufgaben, sei es die Anwendung dessen, was ich gelernt habe, z.B. während einer Verkaufsberatung einmal das System des Kunden nach allen Regeln der Kunst betrachten und daraus die wesentlichen Argumente für das Gespräch mit dem Kunden herausziehen, ebenso wie die qualifizierte Beratung durch zu führen. Daraus ergeben sich viele anerkennende Worte durch die Kunden genauso wie viele neue Geschäfte, häufig nicht in der ursprünglich geplanten Art und Weise, aber dennoch für meinen Arbeitgeber lukrativ. Ich intensiviere die Arbeit mit unseren Hardwarepartnern, die ich Ende 1996 mit den Partnern gemeinsam aufgebaut habe.

Teil II – Nachdenkliche Worte

Du möchtest geliebt werden,
weil Du nicht selbst liebst,
doch von dem Augenblick an,
wo Du selbst liebst,
fragst Du nicht länger,
ob Du von jemandem geliebt wirst oder nicht.

Krishnamurti

Müde Worte und doch mutige Worte

Es gab eine Phase, in der ich Rückschläge erlitten habe, ich brauchte vorübergehend Beruhigungsmittel, die sich positiv auf die Schmerzstärke auswirkten. Immer wieder kommen Schmerzen vorbei, fordern Zeit und Raum von mir. Viele Jahre habe ich gelernt, habe mich mit viel Selbstachtsamkeit beobachtet.
Verstanden habe ich dann folgendes: Es ist wichtig, lebenswichtig, überlebenswichtig für mich, meine Grenzen zu kennen, sie einzuhalten, mich zu fordern und nicht zu überfordern. Und: mir selbst und anderen Grenzen zu setzen und dafür zu sorgen, dass die anderen diese einhalten, mich respektieren und so annehmen, wie ich bin.

Ich lerne immer noch, es hört nie auf. So lange wir Menschen leben, lernen wir. Zu dieser Art Lernen gehört Mut, viel Mut. Schließlich steht dahinter die landläufige Meinung: Wer immer lernt, ist nie fertig, wird nie erwachsen, hat nichts zu sagen. Früher war das sicher einmal lebensnotwendig, irgendwann einmal fertig zu sein. Das war gleichbedeutend mit „seinen Platz im Leben gefunden haben". In unserer schnelllebigen Gesellschaft zählen diese Werte nur noch bedingt. Wichtiger ist es heute, in sich selbst anzukommen, in sich selbst seinen Platz zum Leben gefunden zu haben. Dann finden sich alle anderen Plätze in der Gesellschaft und in der Welt ganz von selbst.

Dazu ist es notwendig, wach zu sein, aufmerksam zu sein, das Denken neu zu gestalten und zu richten, bereit sein, seine Blickrichtung zu wechseln. In den letzten Jahren wird viel vom Paradigmenwechsel gesprochen. Das ist dasselbe: Blickrichtung ändern und Paradigmenwechsel.

Vor einiger Zeit sah ich bei der Diakonie ein Poster, auf dem ein blauer Elefant lag und den Rüssel gerade in die Luft reckt. Bei genauem Hinsehen entdeckte ich auf der Spitze des Rüssels sitzend einen Maulwurf, der „die Perspektive wechselte". Machen Sie es wie der kleine Maulwurf: Haben Sie Mut, Neues zu sehen, Neues zu lesen, Neues zu denken.
Rüdiger Dahlke und Louise L. Hays haben uns schon vor Jahren mit ihren Büchern andere Denkweisen und Erkenntnismöglichkeiten aufgezeigt. Nicht alles ist hieb- und stichfest. Doch sie haben uns gelehrt, mit anderen Augen zu schauen. Was auch immer Ihre Glaubens- und Wissenswelt ist, nehmen Sie immer wieder Ihre aktuelle Brille ab. Schauen Sie mit anderen Augen auf sich, Ihre Welt und Ihre Schmerzen. Wenn Sie also noch weitere Anregungen suchen, schauen Sie ruhig bei Dahlke, Hays oder bei Wolf-Dieter Storl nach, vielleicht ziehen Sie einen Abstecher in andere Kulturen vor wie z.B. die chinesische oder indianische. Bei den Kulturen vergessen Sie bitte nicht, es ist eine eigene Kultur, eine andere Kultur. Viele Methoden und Therapien wirken nur, weil sie in die Kultur und den Glauben eingebettet sind. Wenn wir diese isoliert in unserem Kulturkreis anwenden, verweigern diese Methoden die Wirkung.

Lernen Sie sich selbst und Ihren Körper zu verstehen, vor allem lernen Sie sich selbst, Ihren Körper und Ihre Schmerzen anzunehmen. Beenden Sie Ihren Kampf gegen die Schmerzen und den Kampf gegen Ihren Körper.

Im Annehmen liegt Loslassen. Wenn Sie Ihre Schmerzen annehmen, dann können Sie die Schmerzen auch Loslassen.

Dann brauchen Sie Ihre Schmerzen vielleicht nicht mehr, um

- Aufmerksamkeit zu bekommen,
- wahr genommen zu werden,
- etwas zu vermeiden, dass Sie nicht tun wollen
- sich selbst anzunehmen, so wie Sie sind

Ein Beispiel aus der Welt ohne Schmerzen. Vor einiger Zeit traf ich eine Frau, die Schwierigkeiten mit ihrer neuen Brille hatte. Der Arzt hatte ihr gesagt, sie solle Brille und Kontaktlinsen abwechselnd tragen. Die Hornhaut war stark geschädigt und der Arzt hatte ihr dringend geraten, vermehrt eine Brille zu tragen. Sie erzählte mir, dass sie zeitlebens das Tragen einer Brille abgelehnt habe, wollte die „Schwäche" nicht eingestehen. Sie habe immer Kontaktlinsen getragen. Als wir langsam im Gespräch darauf kamen, dass sie ja jetzt diese Schwäche zugeben müsse, um ihr Augenlicht zu behalten, wurde sie nachdenklich. Ihr Kampf gegen diese Schwäche brachte ihr immer neue Schwierigkeiten.
Fazit: Erst wenn sie sich selbst mit allen ihren Vorzügen und Schwächen annimmt, wird sie in Frieden – auch mit ihren Augen – leben.

Worte fließen vom Kopf nach außen

Lange habe ich in meinem Kopf meine Geschichte mit mir herumgetragen, seit 1997. Noch länger hat es gedauert, bis ich etwas aufgeschrieben habe. Das Tippen an sich dauerte nur zwei Nächte, das war Ende Mai 2002. Dann kam eine Pause, und dann schrieb ich wieder einige Nächte durch.

Im Sommer 2003 stellte ich mein neues Leben auf die Beine, meine Selbständigkeit als Beraterin (Individualpsychologie) und als Trainerin für Computer-Neuzugänge. Nun, selbstständig bin ich immer noch, als individualpsychologische Beraterin, als Coach für Führungskräfte in kleinen und mittleren Unternehmen, als Kommunikationstrainerin. Da ich kreativ und umtriebig bin, beteilige ich mich auch an Projekten außerhalb dieses Rahmens, z.B. ein Buch schreiben, Artikel für Zeitschriften oder im Internet verfassen.

Sieben Jahre lang kümmerte ich mich um die lokale Selbsthilfegruppe Schmerzen, habe sie in der Zwischenzeit abgegeben, ich halte immer wieder Vorträge über Schmerzen und Schmerzbewältigung, aber auch über andere Themen wie Loslassen, Grenzen setzen und Selbstannahme. Mein Beratungsschwerpunkt hat sich geändert.

Noch mehr hat sich in meinem Leben geändert. Ich habe im Jahr 2012 alles, aber auch wirklich alles losgelassen, dass losgelassen sein will. Zum Jahresende stehe ich an dem Punkt, dass nichts mehr so ist, wie es einmal war, nichts mehr. Ein vollkommen neues Leben wartet auf mich. Ein kleines bisschen macht es Angst, aber die Neugierde und der Unternehmensgeist ist um ein Vielfaches größer.

Das Leben geht weiter. Und ich lerne jeden Tag etwas dazu. Erik Blumenthal sagte einmal: „Es gibt niemanden, von dem ich nicht lernen kann. Und es gibt niemanden, der nicht von mir lernen kann.“ In diesem Sinne, frohes Lernen.

Vermittelnde Worte: Schmerztherapeut und Schmerzpatient

Die Betreuung chronischer Schmerzpatienten ist geprägt von Missverständnissen, falschen Erwartungen und Zeitnot in der Arztpraxis. So bleiben Arzt und Patient in der Mehrheit der Fälle frustriert zurück.

Vor einiger Zeit kam ein 83jähriger Schmerzpatient in einem meiner Vorträge. Er saß in der ersten Reihe und stellte – so wie die anderen Besucher auch – seine Fragen. Er erzählte, dass er seit Ende des 2. Weltkrieges aufgrund eines Unfalls (gebrochene Brustwirbel) Schmerzen habe. Die Ärzte hörten ihm nicht zu, schickten ihn weg, er bilde sich die Schmerzen nur ein. Nach dem Vortrag kam er zu mir, um mit mir zu reden. Er verabschiedete sich mit folgenden Worten von mir: „Vielen Dank für Ihren Vortrag. Und vor allem danke ich Ihnen, dass Sie mir zugehört haben.“ Können Sie sich vorstellen, wie erschrocken ich war, diese Worte von einem 83jährigen Mann zu hören.

Er erlebte alles, was so typischerweise den Schmerzpatienten während ihrer Odyssee durch die Arztpraxen widerfährt. Er hatte seine jahr(zehnt)elange Odyssee hinter sich, hatte viele Ärzte aufgesucht, hatte sich anhören müssen, er sei ein Simulant. Niemand hörte ihm wirklich zu. Anscheinend wurde ihm so auch keine vernünftige Versorgung zuteil.

Die Liste der Gefühle und Unzulänglichkeiten eines Schmerzpatienten ist lang.

- Sie fühlen sich allein und einsam.
- Sie fühlen sich nicht zugehörig.
- Sie fühlen sich unmündig, da ihnen alles abgenommen wird (vor allem durch die nächsten Angehörigen), bzw. niemand nimmt sie ernst, da doch immer alles läuft wie gewohnt
- Sie trauen sich nichts mehr zu, weil ihnen nichts mehr zugetraut wird.
- Sie werden entscheidungs- und planungsunfähig, weil ihnen alle Entscheidungen abgenommen werden.
- Sie sind ziellos, denn nur der nächste Moment ohne Schmerzen zählt, d.h. Zukunftsplanung findet nicht mehr statt
- Sie fühlen sich unverstanden, weil ihnen niemand mehr zuhört.
- Sie sind zornig, weil sie ihr Leben gelebt bekommen und durch lauter gut gemeinte Bevormundung keine Chance haben, es selbst zu leben.
- Nicht ihre Krankheit ist das Problem, sondern ihr Leiden.

Beladen mit diesen Gefühlen gehen die meisten Schmerzpatienten mit extrem hohen Erwartungen zum Arzt, nämlich dem ausschließlichen Wunsch nach Schmerzfreiheit. Diese ist nur selten machbar, Schmerzen lindern ist leichter zu erreichen.
Nun ist die Erwartung damit nicht zu Ende, die Patienten erwarten, dass der Arzt zu einem Zauberer wird, ER soll machen, ER soll die Schmerzen wegmachen. Eigene Initiative findet erst einmal nicht statt. Meistens sitzen sie genau mit dieser Körpersprache vor dem Arzt. Spreche ich mit den Patienten über Eigeninitiative, so bekomme ich zu hören: „Ja, ich habe doch schon so viele Ärzte

aufgesucht.“ Nein, nein, das ist nicht mit Eigeninitiative gemeint. Doch dazu später mehr.

Wie könnte das Verhältnis, die Beziehung zwischen Therapeut und Patient anders sein? Wer könnte welchen Anteil dabei übernehmen?

Das Einfühlungsvermögen (Empathie) von Therapeut und Patient darf sich zeigen. Beide Parteien gehen aufeinander ein, verstehen, dass hier zwei Menschen zusammen sitzen, um mit gemeinsamen Kräften und Wissen, die Schmerzen zu reduzieren. Hierzu gehört das Vermögen des Arztes, wirklich gut zuzuhören ebenso wie Ehrlichkeit und Offenheit und Ermutigung. Der Patient hat das Recht, ernst genommen zu werden und die volle Aufmerksamkeit des Therapeuten zu genießen. Nur wenige Minuten unterscheiden, ob der Patient das Gefühl hat, angehört worden zu sein, statt der üblichen 3,5 Minuten sind es 4 Minuten!

Es gibt keine Einheitspatienten. Das Leben ist vielfältig, genauso vielfältig und individuell wie Schmerzpatienten.

Die Eigeninitiative des Patienten muss gefördert oder angeregt werden, um mit Schritt 1 der langen Reise zu beginnen, d.h. Ermutigung zu Information über die Erkrankung, Entdecken neuer Möglichkeiten zu Bewegung, Entspannung und zur Anwendung der 10 Schritte.
Die Kommunikation auf Augenhöhe zwischen den Beteiligten ist Grundbedingung, um Schritt 2 sinnvoll zu gestalten. Verliert der Arzt die Angst vor informierten Patienten und ermutigt diese sogar noch dazu, dann ist „die halbe Miete drin“.

Der Patient hat das Bedürfnis, seine Entscheidungsfähigkeit zu behalten und dabei Unterstützung zu erfahren.
Ent-Mutigung ist verboten von beiden Seiten. Der Arzt enthält sich Sätzen wie „Simulant“ oder „Sie sind austherapiert, Ihnen ist nicht mehr zu helfen“ und der Patient bleibt freundlich und fest bei seinen Fragen.
Ein weiteres Gebot sind Geduld und Ausdauer von beiden Seiten und immer wieder Mut.

Mir ist bewusst, dass informierte Patienten immer noch der Schrecken der Ärzte sind. Dabei sind das häufig die Patienten, die die besten Chancen auf Besserung ihres Leidens haben. Sie brauchen nur ein klein wenig Unterstützung und Begleitung, den richtigen Weg einzuschlagen und zu verfolgen. Also, liebe Patienten und liebe Ärzte, bleiben Sie mutig. Jeder Mensch darf neue Wege gehen und Neues lernen. Wenn es zwei gemeinsam tun, ist es nur umso schöner.

Und wenn Sie als Patient irgendwann so weit sind, dass Sie sagen: „Ich gehe mit meinen Schmerzen um, nicht meine Schmerzen mit mir“, dann beginnt das Leben und Sie haben es selbst in der Hand, um es weiterhin zu gestalten.

Teil III –
Wege und Schritte vom be-handelten Patienten zum handelnden Menschen
Wie werde ich mein eigener Schmerz-Coach?

Worte zur Anwendung

Der Weg ist weit und lang. Der Weg ist mühsam, steinig und unübersichtlich. Das klingt so entmutigend. Meistens fühlen wir uns allein, erschöpfen uns in vergeblichen Kämpfen, finden keine neue Kraft. Wir verlieren uns in uns selbst, vergessen, dass da draußen, unmittelbar vor uns, Menschen sind, die gerne helfen möchten. Sie wissen nur nicht wie. Wir müssen es ihnen sagen, damit wir unser Leben erweitern, sie in unser Leben lassen, in das Leben, das von Schmerzen gesteuert ist. Die meisten erleben die anderen nur als bevormundend, fühlen sich zum Nichtstun verdammt, werden traurig, werden zornig, wütend, fühlen sich unverstanden.

An meiner Geschichte haben Sie sehen können, wie sich ein typischer Weg eines Schmerzpatienten entwickelt, die Entstehung der Schmerzen, hinein in die Schmerzen, die Chronifizierung, der Rückzug aus dem Leben, Angst vor der Zukunft, Angst, etwas zu tun, Angst, zu planen, Angst, sich zu bewegen, Angst, in die Gesellschaft zu gehen, Angst vor Zurückweisung, Angst vor dem Alleinsein. Diese allgegenwärtige Angst zerstört das Selbstvertrauen, das Vertrauen auf die eigene Kraft, den Mut, sich anderen zuzuwenden, den Wunsch, am Leben teilzunehmen.
So entsteht Cocooning, eigentlich ein Modewort, das nichts anderes besagt, als dass ein Mensch sich vom gesellschaftlichen Leben zurückzieht in das häusliche Leben, eine Vermeidung von Kontakt zu Mitmenschen und fehlender Teilnahme am sozialen Leben.

Doch gibt es immer wieder die Chance, sich zurück zu bewegen, wieder am gesellschaftlichen Leben teilzuhaben, sich zugehörig zu fühlen und das Alleinsein zu beenden. Mehr zeigt meine Geschichte nicht auf: Schmerz – Rückzug – Rückkehr. Jede Station hat ihre Besonderheiten, jede Station fordert spezielle Fähigkeiten. Das Wesentliche ist, umzudrehen und die Möglichkeiten wahrzunehmen. Oder ein anderes Bild, „Hinfallen“ ist keine Schande, nur Liegenbleiben. Also immer ein Mal mehr aufstehen als sie hingefallen sind. Lassen Sie sich nicht von den Umständen beeindrucken, machen Sie sich Ihre eigenen Umstände, gestalten Sie Ihr eigenes Leben. Nur Sie wissen wirklich und genau, was Sie brauchen, damit es Ihnen gut gut. Treffen Sie Ihre eigenen Entscheidungen, lassen Sie sich von nichts und niemandem beeinflussen. Natürlich können Sie sich Rat holen bei Fachleuten, bei Betroffenen oder auch gute Freunde fragen, was sie meinen. Allerdings entscheiden, was Ihnen hilft, was Ihnen gut tut, wie es Ihr Leben für Sie positiv beeinflusst, können und dürfen nur Sie allein entscheiden.

So wünsche ich Ihnen an dieser Stelle viele kluge Ratgeber, so wie viele Herrscher im Morgen- und Abendland Ratgeber und Hofnarren hatten. Sie hörten Ihren Ratgebern zu, ihre Entscheidungen trafen sie selbst aufgrund ihres gesammelten Wissens und ihrer eigenen Klugheit, und sie standen zu ihren Entscheidungen.
Im folgenden finden Sie eine Beschreibung, wie Sie sich aus dem Schmerzkreislauf befreien können. Jeder Mensch ist einzigartig und geht seinen Weg, ob jung oder alt, Mann oder Frau. Betrachten Sie alles, was ich Ihnen hier beschreibe als ein Angebot. Probieren Sie alles aus, denn nur das Tun zählt. Schließlich halten Sie ein Buch aus dieser Reihe in Ihrer Hand: „Nur das Tun zählt“. Lesen können Sie vieles, und das kommt in den Kopf. Aber da bleibt es meistens auch liegen und wartet auf die Anwendung und Umsetzung, die nie erfolgt. Ich nehme mir das Recht aus meiner eigenen Erfahrung, Sie immer wieder darauf hinzuweisen, aktiv zu werden und das Gelesene in die Tat umzusetzen. Also: „Nur das

Tun zählt, das eigene Tun, die Umsetzung des Gelernten, Erfahrenen, Gelesenen, Gehörten."

NB: Während ich an diesem Kapitel schreibe, liege ich im Liegestuhl auf der Terrasse im Sonnenschein. Ich habe gelernt, es mir meinen Bedürfnissen entsprechend gut gehen zu lassen. Die Katze der Nachbarin hat mich adoptiert, sie liegt entweder bei mir in der Wiese oder unter meinem Auto und betreibt aktives Relaxing. Zuhause ist es gerade laut und zu unruhig, weil dort eine Gesellschaft von vielen lebenslustigen Frauen zu Besuch ist. Wenn ich vergesse, auf meine Bedürfnisse zu achten, schaue ich auf die Katze. Sie zeigt mir immer wieder, wie wichtig es ist, für sich selbst zu sorgen. Tatsächlich bin ich schon wieder zwei Jahre weiter, und immer noch sorge ich gut für mich z.B. in Bardolino am Gardasee, ein kurz entschlossener Urlaub. Das Lokal, in dem ich sitze, „Al Gabbiano" (Zur Möwe) wurde mir von einem guten Freund empfohlen, der schon seit vielen, vielen Jahren hierher geht, immer wenn er Geschäfte mit Marmor in Venetien macht. Und er hatte Recht, nur ein Lokal kann von der Qualität bisher mithalten „Caffè degli Artisti" an der Arena di Verona. Sicherlich nicht die gestylten Umgebungen mit weißen Tischdecken und nobel eingedeckt, dafür aber mit viel Zeit, sehr ursprünglich italienisch und exzellentem schlichten Essen. Ich liebe das. Das gehörte für mich zu meinem Genesungsprozess, zu erkennen, was mir gut tut.

Noch etwas fällt mir dabei ein: das Leben von Wertschätzung, gegenseitiger Achtung und Respekt fehlen in unserer Welt der Eile und des Leistungsdrucks immer mehr. Chronisch Kranke zählen so mit zu den Leidtragenden: „Stell Dich nicht so an, mach schon, Du schaffst das schon, kann doch alles nicht so schlimm sein..."

Es ist immer schön, sich zu informieren, zu lernen, fortzubilden. Solange das alles nur im Kopf bleibt, ist es unnützer Ballast. Erst die Umsetzung bringt einen weiter. Dann zeigt sich, wie viel ich verstanden habe vom Gelernten. Vielleicht war das Gelernte bzw. Gelesene gar nicht für einen geeignet und nur schöne Worte. Vielleicht war die An-Sprache nicht die richtige für Sie, was auch immer. Letztlich hat es am entscheidenden Schritt gefehlt: das Tun.

Also wichtig, wichtig, wichtig: Kommen Sie ins Handeln, ansonsten sind alle Worte nur Schall und Rauch, beim leisesten Windhauch verweht und nicht mehr sichtbar. Im Moment bleibt mir nur folgendes festzustellen:

- Sie wollen etwas für sich verändern.
- Sie sind der wichtigste Mensch in Ihrem Leben.
- Sie haben eine Verbesserung Ihrer Lebensqualität verdient.

Holen Sie sich ihre Portion ab, gönnen Sie sich eine Verbesserung, handeln Sie. Sie wissen, was Ihnen gut tut!

So, starten wir durch.

Ab hier stelle ich Ihnen das Programm für Schmerzpatienten vor. Schauen Sie, was für Sie davon passt und stimmt. Bedenken Sie, dass Sie unbedingt weiter machen, dran bleiben, und dass nicht nur im Kopf, sondern vor allem im täglichen Tun. Nur so erleben Sie für sich Veränderung und Neuanfang im Umgang mit den Schmerzen.
Ich nutze meine LISA-Methode, Ihnen einiges mehr zu verdeutlichen.

Ich bin bei mir

Sie fragen sich sicher schon die ganze Zeit, wann geht es endlich los. Wie kann ich durchstarten?

Es klingt so einfach und ist doch das Schwerste von allem. Sie beginnen bei sich selbst und bei ihren Schmerzen... Ich weiss, das klingt nicht sehr einladend, aber daran geht kein Weg vorbei. Eine Bekannte meinte vor einigen Wochen panisch: „Nein, nein, nein, ich will nichts über mich und meinen Körper wissen, über meine Krankheit. Das macht mir Angst...“

Beginnen Sie mit der Frage: „Wie geht es mir heute, gerade in diesem Moment?“ Horchen Sie in sich hinein, tief, ganz tief, bis Sie denken, da ist nichts mehr zum Hören, da ist nur noch Dunkel und das Ende der Welt. Was hören Sie? Was besprechen Ihr Körper, Ihre Seele und Ihr Geist gerade miteinander? Oh, Sie verstehen die Sprache nicht? Nun ja, noch nicht. Lehnen Sie sich entspannt zurück und lauschen Sie. Hören Sie nur zu, nichts weiter. Machen Sie nichts, lenken Sie sich nicht mit anderen Tätigkeiten ab, bleiben Sie ruhig und entspannt und lauschen Sie, was in Ihrem Inneren so „abgeht“. Wenn Sie das häufiger machen und sich dabei vom Lärm der Welt zurück ziehen, dann hören Sie irgendwann Ihre inneren Dialoge. Lassen Sie sich überraschen, was sich so anbahnt.

Entspannung

Sie haben Schwierigkeiten, sich nur auf sich zu konzentrieren? Dann wird es höchste Zeit für Entspannungsmethoden. Kennen Sie welche? Haben Sie schon einmal etwas ausprobiert? Dann wird es jetzt allerhöchste Zeit. Ich entspanne mich zur Zeit damit, stundenlang aufs offene Wasser zu schauen vom Schiff oder vom Ufer aus, ohne irgendwelche Gedanken im Kopf, alles fliessen lassen, keine wilden Aktionen wie sonst im Alltag. Einfach nur sein.

Natürlich wenden Sie jetzt ein, Entspannung, das funktioniert bei mir nicht. Meine ehrliche Meinung: Dann haben Sie noch nicht lange genug gesucht. Sind Sie eher ein aktiver Mensch? Dann helfen Ihnen Entspannungsmethoden wie progressive Muskelentspannung oder meditativer Tanz, auf jeden Fall etwas, in dem sanfte Bewegung enthalten ist. Sie sterben, wenn Sie autogenes Training oder stille Meditation machen. Das ist eher für passive Menschen gedacht, die sich nicht so gerne bewegen. Diese sind ideal für meditative Entspannungsmethoden ohne Bewegung geeignet.

Sie wundern sich? Tatsächlich wurde dieses Thema in der Schmerzforschung untersucht, da bei vielen Schmerzpatienten die Entspannungsmethoden fehl schlugen. Irgendwann kam die Erkenntnis, dass es aktive und passive Menschen gibt – zumindest grob betrachtet. Und diese beiden Gruppen brauchen unterschiedliche Methoden. Ich hoffe, Sie fühlen sich jetzt ein wenig mehr verstanden.

Übrigens: Ich zähle im Wesentlichen zu den Aktiven, aber manchmal finde ich auch Spass an autogenem Training oder einer schlichten Übung zur Selbstachtsamkeit, beides eher den Passiven zugeordnet. Also, lassen Sie sich in kein Schema pressen, aber schauen Sie genau hin, zu welchemTyp Sie eher zählen und beginnen Sie dementsprechend mit Entspannungsübungen. Wenn Sie einigermaßen fit darin sind, schauen Sie sich um, was Ihnen noch gut tun könnte. Experimentieren Sie, seien Sie mutig.

Noch einmal kurz zu aktiven und passiven Menschen. Aktive Menschen sind diejenigen, die sich informieren und sofort umsetzen, die nicht lange „fackeln", um ins Handeln zu kommen. Es sind die Zappelphilippe, die Unruhigen, die Entscheider, die Durchzieher, die Macher. Sie machen das mit allen Konsequenzen, auch wenn sie vollkommen falsch liegen sollten, sie machen.

Die Passiven dagegen sind eher zögerliche Menschen, denken 3-5 Mal nach, bevor sie etwas machen oder eher nicht machen. Sie sind eher die Skeptiker und im Extrem diejenigen, die auf dem Sofa ihr Leben an sich vorbei ziehen lassen. Sie lassen machen und über sich bestimmen.

Und so unterscheiden sich auch die Entspannungsmethoden gewaltig, der Passive kommt eher mit autogenem Training oder Phantasiereisen klar, der Aktive braucht auch in der Entspannung seine Bewegung, seine Aktivität, also etwas wie die progressive Muskelentspannung. Interessanterweise scheinen Phantasiereisen für beide Typen geeignet zu sein.

Also, überlegen Sie: Sind Sie eher ein passiver oder eher ein aktiver Typ oder sogar eine Mischform. Den Letzteren gratuliere ich von Herzen, sie haben das große Los gezogen, alle Techniken zur Entspannung stehen Ihnen offen. Schöpfen Sie aus dem großen Fundus der Entspannungstechniken.

Viel Freude und gute Entwicklung.

Und zurück zu mir – Start und Ziel

Der Moment ist gekommen, Sie hören, was so in Ihrem Inneren geredet, getuschelt, gebrüllt und gewispert wird, wo die zornigen Stimmen, wo die Tränen sind. Sind Sie überrascht? Oder kennen Sie das alles schon - von irgendwo her? Stimmen, die sagen:

„Entspann Dich endlich.“
„Kümmere Dich endlich mal nur um Dich.“
„Setze endlich Grenzen und lass Dich nicht immer so ausnutzen.“
„Bleib bei Dir, lass Dich nicht von anderen herunter ziehen.“

Erschrecken Sie nicht, wenn die Sätze kommen. Genau da ist der Start. Sie haben Angst, wohin das führen mag? Keine Sorge, immer nur zu Ihnen, nirgendwo sonst hin. Sie sind wichtig, merken Sie das? Sie allein und niemand sonst. Sie sind wichtig, sie zählen, sie brauchen eine Veränderung, sie brauchen neue Ideen, wie Sie mit Ihren Schmerzen umgehen, Sie und nur Sie wissen, was in Ihrem Inneren passiert und was Sie damit anfangen können... wie Sie es umsetzen.

Und jetzt kommt eine der ganz großen und zentralen Fragen:

Darf ich egoistisch sein?

JA, Sie dürfen, sie sollen. Seien Sie egoistisch. Das ist an diesem Punkt die zentrale Erkenntnis. Seien Sie egoistisch. Ja, ich kenne alle Argumente dagegen, und ich habe für jedes eine Gegenantwort. Versuchen Sie gar nicht erst mit mir zu argumentieren. In diesem Punkt können Sie nur verlieren, versprochen. Sollten Sie dennoch mutig genug sein, zögern Sie nicht, mit mir Kontakt aufzunehmen. Mein Büro wird Sie weiterleiten.

Wissen Sie, die meisten Menschen denken bei Egoismus, pfui, bah, das gehört sich nicht, ich muss doch an andere denken. Ja sicher dürfen Sie an andere denken, solange Sie nicht vergessen, an sich zu denken UND für sich zu handeln. Nur nebenbei, das hat definitiv NICHTS mit Egoismus zu tun. Sie denken jetzt eher an Egomanie. An dieser Eigenschaft leiden Menschen, die nur an sich und an sonst gar nichts denken können. Diese Art Menschen kommen nicht in die Verlegenheit, an andere zu denken, sie sind nur bei sich und ihrem eigenen Wohlergehen oder was auch immer.

Zur Wiederholung: Egoismus ist gesund. Jeder Mensch benötigt diese Eigenschaft, sonst geht er unter. Die meisten Frauen sind so erzogen worden, immer erst für andere zu sorgen, und sie selbst stehen vollkommen hinten an. Erst sind der Partner, die Kinder, die Eltern, die Nachbarn, die Freunde, das Haus, der Garten, die Kollegen, die Haustiere, der Job usw. dran. Sollten dann zufällig in einem Kalenderjahr 8 Sekunden Zeit für sie selbst übrig bleiben, wissen sie nicht, wie sie damit umgehen sollen.

Frauen sind erzogen worden, zu sorgen und zu nähren. Sie kümmern sich immer um die anderen. Die Männer sind dazu erzogen, in die Welt hinaus zu ziehen. Ja, gut, das klingt ein bisschen schlicht, sicherlich nicht hoch philosophisch. Doch schauen Sie einmal in Ihrem eigenen Leben vorbei, wie ist es da? Frauen sind eher sorgend und nährend unterwegs? Falls Sie mir nur ein wenig zustimmen, lade ich Sie zu meinem weiteren Gedankengang ein: Frauen haben nicht gelernt, besonders gut für sich zu sorgen. Hier beginnt der schwierige Teil. Die erste Aufgabe einer Frau, ob mit oder ohne Schmerzen, ist es für sich zu sorgen, sich um sich kümmern, darauf zu achten, dass es ihr gut geht. Wenn das geschieht und funktioniert und sicher gestellt ist, dann kann sie sich um alle anderen kümmern, ohne dass es ihr selbst Schaden zufügt. Und, wir können nur dann für andere gut sorgen, wenn wir für uns selbst gut sorgen.

So, und da sind wir wieder, bei den 8 Sekunden. Sie haben vergessen, was zuletzt geschrieben stand? Dann noch einmal schnell auf die vorige Seit zurück... Lernen Sie, diese 8 Sekunden für sich zu nutzen. Es ist ein Anfang.

Noch einmal ein bisschen Ausholen, gesammelt mit meiner eigenen Erfahrung: Wenn die Seele ständig vernachlässigt wird und beständig andere(s) bevorzugt (wird), dann verkümmert die Seele, sie wird traurig und sie spricht immer wieder zu uns, doch wir hören nicht hin. Irgendwann wird sie lauter, und wir halten uns innerlich die Ohren zu, wir wollen sie nicht hören.
Bald ist der Punkt erreicht, an dem wir unserer Seele den Mund stopfen, sie knebeln, damit sie endlich ruhig ist und uns nicht länger stört in unserem Wunsch, uns selbst zu vernachlässigen und andere zu bevorzugen. Jetzt verleugnen wir uns und unsere Bedürfnisse vollständig. Unser Körper beginnt zu leiden und schickt uns Signalc, doch wir übersehen sie geflissentlich. Für Zipperlein haben wir keine Zeit. Unser Verstand kontrolliert alles.

Ein Beispiel

Eine Frau, Partnerin, Mutter, ist für die Familie da, gibt ihren Beruf auf, kümmert sich um Haushalt, Kinder, Garten, pflegt Kontakte, organisiert und arrangiert, macht und tut für die Familie. Zuerst ist sie zufrieden und glücklich, geht es doch allen gut. Irgendwann, die Kinder sind selbstständiger, der Partner hat sich seine eigene Welt geschaffen, fühlt sie sich nicht mehr so gebraucht. Sie versucht sich noch ein Stück unentbehrlich zu machen, weder Kinder noch Partner sind begeistert und wehren ab. Der Garten und der Haushalt geben ihr keine Erfüllung. Sie fühlt sich einsam, unbeachtet, weiss sich selbst nicht zu artikulieren.

Ihr ist nicht bewusst, was mit ihr passiert – oder auch nicht passiert. Sie beginnt krank zu werden. Kleinigkeiten erst, mal dies, mal das, auf jeden Fall kann sie nicht für die Familie sorgen. Und wenn doch, dann unter Mühen, so dass jeder in der Familie ein schlechtes Gewissen hat und nicht weiss, wieso. Irgendwann entstehen bei ihr Schmerzen wie aus dem Nichts. Sie wird durch alle Instanzen durchgereicht, gecheckt bei unterschiedlichen Ärzten, in den Kernspin gesteckt, letztlich mit keinem sauberen Ergebnis.

Dann gibt es doch eine Diagnose, endlich Klarheit, scheinbar. Behandlungen, die nicht anschlagen, Reha, in der sie Zeit hat, sich um sich selbst zu kümmern. Erstes Bewusstsein entsteht in langen Gesprächen mit anderen Teilnehmern, mit den Therapeuten, in der Auseinandersetzung mit sich selbst.

Nach der Reha, drei bis vier Wochen später, alles wieder vergessen. Die besprochenen Massnahmen, um für sich selbst zu sorgen, sind vergessen. Alles wieder im alten Trott.

Anmerkung

Sie sind erschrocken, dass nichts hängen geblieben ist? Das ist sogar normal, bei nahezu jeder Reha-Maßnahme, jedem noch so furios angetretenen Training. Zurück bleibt fast nichts. Es kommen weitere Trainings mit dem gleichen Ergebnis. Scheinbar.
Wie heisst es so schön: Steter Tropfen höhlt den Stein. Genau das geschieht, wenn ich immer und immer wieder lerne. Wiederum gilt, bei manchen wirkt es schnell und bringt Veränderung, meistens zum Guten. Bei vielen dauert es länger, bis etwas wirkt, bei manchen wirkt es nie. Leider ist bei chronischen Schmerzpatienten die Zahl derer, bei denen zunächst nichts wirkt, sehr hoch.

Sie möchten wissen, wieso das so ist? Nun, überlegen Sie einmal. Schauen Sie sich die Geschichte vorher an. Diese Frau braucht – wenn auch unterbewusst – ihre Schmerzen um Aufmerksamkeit zu bekommen. Wenn sie ihre Schmerzen gehen lässt, bekommt sie diese Aufmerksamkeit nicht mehr. Fatal, dieser Kreislauf.

Erst wenn sie sich für sich entscheidet, und dann ihre Schmerzen loslassen kann, ja dann, dann braucht sie die Aufmerksamkeit nicht mehr, und der Kreislauf ist durchbrochen. Schauen Sie im Teil IV unter den Fallbeispielen nach. Auch das hilft, zu verstehen.

Und wieder sind wir wieder an dem Punkt: Nur das Tun zählt. Setzen Sie um, was Sie gelernt haben, bleiben Sie konsequent, machen Sie alles, was Ihnen hilft, Ihren Schmerzkreislauf zu durchbrechen.

Die berühmten 8 Sekunden

Da sind wir wieder, acht Sekunden in einem Jahr habe ich plötzlich für mich. Gut, ich gebe zu, ich habe ein klein wenig unterübertrieben. Hätten Sie weiter zugehört, wenn ich Ihnen erzählt hätte, Sie haben acht Stunden für sich? Sicher nicht, acht Stunden sind schliesslich eine Menge Zeit.

Schauen wir, wie sich diese Zeit nutzen lässt, Sie auf den Weg zu bringen, ein kleines bisschen egoistisch zu werden.

Entspannung hatte ich Ihnen bereits angetragen. Haben Sie schon etwas für sich gefunden? Nein, dann wird es jetzt allerhöchste Zeit. Und nein, es ist nie zu spät, nur immer höchste Zeit. Die Entspannung hilft Ihnen, sich mehr mit sich zu beschäftigen und heraus zu finden, was Ihnen gut tut. Jetzt wird es spannend.

Damit das alles keine reine Gedankenübung bleibt, kommt hier schon die erste Übung:

Was brauchen Sie für sich, damit es Ihnen gut geht?

Nehmen Sie sich ein leeres Blatt Papier. Nutzen Sie nur zwei Drittel davon auf der linken Seite, das Drittel auf der rechten Seite hat noch einen besonderen Zweck, bitte im Moment frei lassen. Schreiben Sie auf der linken Seite alles untereinander, wie eine Liste, was Ihnen gut tut. Was brauchen Sie, damit es Ihnen gut geht?

Hier ein paar Anregungen: blauer Himmel, Sonnenschein, ein Bad mit Duft bei Kerzenschein, einen eigenen Garten, jeden Tag zum Joggen/Walken gehen, ein Glas Wein, ein gutes Essen, Sex, angenehme Gespräche, ein Buch, Bewegung allgemein usw. Schreiben Sie alles auf, und ergänzen Sie diese Liste laufend.

Nun kommt das rechte Drittel ins Spiel. Betrachten Sie Ihre Liste als Spalte 1, ziehen Sie dahinter Striche für drei weitere Spalten, die nicht breit sein müssen, nur ausreichend zum Ankreuzen. Diese drei Spalten haben folgende Bedeutungen:

1. Unabdingbar notwendig für mich und nicht verhandelbar
2. Ist wichtig für mich, ich kann ab und zu geben
3. „nice to have", wäre nett, aber mein Herz hängt nicht daran

Ich gebe Ihnen ein Beispiel zu 2.: Stellen Sie sich vor, Sie haben einen Balkon und wollen sich eine Markise als Sonnenschutz kaufen. Diese muss elektrisch bedienbar sein, die Maße müssen stimmen, sie soll weiss sein und mit rotem Mohn bedruckt. Sie gehen einkaufen und stellen fest, dass Maße, Elektrik und die Farbe weiss kein Problem sind, allerdings der Mohnaufdruck. Es gibt nur Sonnenblumen. Jetzt stellen Sie fest, die unabdingbar notwendigen Punkte sind erfüllt. Die Farbe wäre schon wichtig, aber wenn es Sonnenblumen sind, können Sie auch damit leben. So, das bedeutet der Punkt 2, ist wichtig für mich, ich kann aber ab und zu geben.

Und jetzt viel Freude und Kreativität und Selbsterkenntnis beim Erstellen Ihrer persönlichen Liste und beim Ankreuzen der Wichtigkeit für Sie.

Eine Anmerkung zur Auswertung: Schauen Sie sich einmal an, was Sie in der ersten Spalte angekreuzt haben. Was davon haben Sie? Wie viel fehlt Ihnen? Sorgen Sie für sich, wenn nur wenig davon erfüllt ist. Nur Sie können das tun, was Ihnen gut tut, niemand sonst. Gut, ja, eine Massage macht der Masseur, aber Sie entscheiden, dass Sie eine Massage brauchen, vereinbaren einen Termin und nehmen diesen wahr. Und Sie entscheiden, ob der Masseur es für Sie richtig macht.

Was Sie aus diesem Kapitel lernen? Lernen Sie, gut für sich selbst zu sorgen, damit Sie niemals in die Verlegenheit kommen, freie Zeit für Sie selbst ungenutzt verstreichen zu lassen, und seien es nur 8 Sekunden. Sorgen Sie vor, lernen Sie für sich, probieren Sie sorgfältig aus, was Ihnen gut tut. Behalten Sie es gut in Erinnerung, damit alles immer griffbereit ist.

Informationen sammeln und auswerten

Sammeln Sie Informationen, lernen Sie alles, was Sie über Ihre Schmerzen lernen können. Gehen Sie in eine Bibliothek, fragen Sie Ihren Arzt, suchen Sie im Internet, besuchen Sie eine Selbsthilfegruppe.
Sammeln Sie alle Informationen und lernen Sie auf diese Weise alles, was es über Ihre Erkrankung gibt. Das hilft schon, sich besser zu fühlen. Sie sind nicht mehr ausgeliefert, Sie wissen jetzt eine Menge über Ihre Erkrankung.

Ich gebe Ihnen noch eine kleine Anleitung am Beispiel von Rückenschmerzen, im unteren Rücken, heftige Schmerzen, die Ihren Schlaf verhindern, jegliche Bewegung stören und selbst das Sitzen geht nicht. Vielleicht funktioniert Ihr Lernweg folgendermaßen:
Sie suchen im Internet die ergiebigste und schnellste Quelle im Direktzugriff. Dabei stossen Sie auf BLOGs, Webseiten von Organisationen wie von Deutschen Schmerzorganisationen, von Medizingesellschaften wie die deutsche Schmerzgesellschaft (DGSS) oder Selbsthilfeorganisationen wie die Deutsche Schmerzliga oder Schmerzhilfe. Sie finden Fragebögen zu Schmerzen, Tipps auf Fachärzte-Seiten zur Beseitigung des Schmerzes etc.
Sie tasten sich immer weiter heran, geben immer mehr Stichworte ein, beschreiben immer genauer die Schmerzen in Ihren Suchanfragen, und mit einem Mal eröffnet sich Ihnen eine neue Welt der umfangreichen Informationen. Sie finden Bilder, Grafiken, Texte, Erfahrungsberichte, medizinische Berichte und Statistiken, Behandlungsmöglichkeiten.

So nach und nach können Sie Ihr persönliches Krankheitsbild immer enger einkreisen, sie finden z.B. heraus, dass der Bandscheibenvorfall nicht der Auslöser der Schmerzen ist, sondern schuldig sind Sehnen, Bänder und knöcherne Gelenke im unteren Rücken, die sich „verkantet“ haben wie z.B. das ISG (Ileo-Sakral-Gelenk).

NB: Sie werden feststellen, dass Wikipedia ein sehr ergiebiges Lexikon ist, dass ständig mit neuen Informationen ergänzt wird und dessen Beiträge auf dem neuesten Stand, gut geprüft und gut verständlich sind. Wenn ein erklärungsbedürftiger Begriff auftaucht, wird über einen Link weitergeleitet. So ist sichergestellt, dass die Informationen für jedermann verständlich sind.

Tja, und so fügt sich ein Baustein an den anderen. Sie werden klüger, Sie sind informiert über Ihre Schmerzen und deren Umfeld. Sie stellen sich ein.

Ich hoffe und wünsche, dass Sie diese Art der Neugierde über sich selbst und Ihren Körper bald mit mir teilen. Sie werden feststellen, dass Sie so ein kompetenter Gesprächspartner für Ihre Therapeuten werden. Sie sind aktiv, sie reden mit, denn es geht schliesslich um Sie. Haben Sie bitte keine Angst, dass das Wissen über die Funktionen und Fähigkeiten des eigenen Körpers schlecht für Sie sind. Das Gegenteil ist der Fall, je genauer Sie Bescheid wissen, desto besser gehen Sie mit sich um, desto genauer spüren Sie, dass eine Therapie wirkt und für Sie richtig ist.

Wie steht es um Sie? Fühlen Sie sich jetzt ein bisschen besser? Ich frage nicht zum Spass. Schliesslich sind Sie mit Ihren Schmerzen mittlerweile in einem Zustand, der gelinde gesagt, desolat ist.

- Sie haben Schmerzen,
- Sie haben sich von Ihrem sozialen Umfeld entfernt
- Sie trauen sich nicht mehr, irgendwelche Planungen zu machen
- Sie fühlen sich nicht in der Lage, Termine zu machen die weiter in der Zukunft liegen, als 24 Stunden
- Sie verkriechen sich immer mehr in sich selbst
- Das große schwarze Loch, in das Sie gefallen sind, wird immer dunkler
- Sie SIND nur noch Schmerzen.

Konnten Sie die meisten Punkte mit „Ja“ beantworten? Schauen Sie noch einmal auf die Aufzählung, lesen sie noch einmal. Wie fühlt sich das an? Wollen Sie da bleiben, wo Sie sind?
Oder wollen Sie wieder am sozialen Leben teil nehmen?

WAS.WOLLEN.SIE ???

Informationen – und was nun?

Sie haben so viele Informationen gesammelt, dass Ihnen der Kopf platzt, Ihre Augen müde sind vom Lesen und Sie fühlen sich nicht mehr in der Lage, auch noch ein Wort an Information aufzunehmen. Gut so, bedeutet es doch, Sie haben viel aufgenommen. Jetzt wissen Sie fast alles über Ihren Zustand, und das auch noch in Worten, die Sie verstehen konnten.

Was machen Sie nun damit?

Zuerst einmal alles setzen lassen. Lassen Sie es wirken. Dieses Wissen darf sich seinen Platz in Ihnen suchen und einnehmen. Für jeden ist die Einwirkzeit unterschiedlich. Jetzt heisst es, nur nichts überstürzen. Sie haben das Recht, sich Ihre Zeit zu nehmen. Finden Sie Ihr persönliches Tempo und halten Sie sich daran.

NB: Unter Schmerzpatienten gibt es viele Kategorisierungen. Eine ist die Aufteilung in aktive und passive Menschen, wie wir weiter oben bei der Entspannung schon gelesen haben.
Die Passiven verharren sehr lange in einem Zustand und häufig, zu häufig, finden sie nicht mehr heraus, schaffen keine Veränderung. Übersetzt auf die Schmerzen heisst das, sie bleiben in ihren Schmerzen, verharren dort und haben eine ungleich höhere Wahrscheinlichkeit, Zeit ihres Lebens Schmerzpatient zu bleiben.
Die Aktiven dagegen geben sich nicht lange mit einem Zustand, einer Situation zufrieden. Ziemlich sicher sind das gerade die Leser, die ungeduldig auf die Fortführung des Textes warten und wissen wollen, welches der nächste Schritt ist. Die Aktiven suchen nach Lösungen und Ideen, sich aus einem ihnen unangenehmen Zustand zu befreien. Sie sind neugierig und kreativ, kommen schnell in Bewegung und geben sich nicht mit ihrem Zustand-

zufrieden. Und das bewirkt in ihnen den Drang nach Veränderung, damit es ihnen gut geht.

Bestimmt verstehen Sie jetzt meinen Appell von weiter oben: Finden Sie Ihr persönliches Tempo und halten Sie sich daran. Bei was? Ja, bei der Veränderung, bei der Rückgewinnung

- Ihrer Lebensqualität
- Ihres Lebensmutes
- Ihres Zukunftsplanung
- Ihrer Beweglichkeit
- Ihrer Aktivität
- Ihres Lachens
- Ihrer sozialen Fähigkeiten wie
    - Treffen von Freunden
    - Ausgehen in Theater, Kino, Konzert
    - Sich auf andere einlassen
    - Sexualität leben
    - kleine Dinge des Alltags geniessen
    - Alleine Einkaufen gehen
    - Dem Beruf wieder nachgehen

Die Liste dürfen Sie ganz persönlich für sich erweitern, abändern, kürzen, ganz wie Ihnen ist.

Und jetzt kommt die wichtigste Frage? Wie kommen Sie dahin?

Zuerst einmal werden Sie sich klar, was jeder der einzelnen Punkte für Sie bedeutet, den ich oben aufgelistet habe. Beginnen wir mit Lebensqualität und Beweglichkeit.

Was bedeutet für Sie Lebensqualität? Wieder am Leben teilnehmen, keine oder nur noch geringste Schmerzen haben, nicht eingeschränkt sein im Bewegungsradius, wieder am sozialen Leben teilnehmen? Was ist es für Sie? Sicherlich haben Sie bei den meisten Punkten zustimmend genickt. Sie merken, ich kenne diesen Zustand, ich weiss, wovon ich rede.

Ich erzähle Ihnen an dieser Stelle, wie es mir gegangen ist, auch wenn ich es im ersten Teil schon sehr ausführlich beschrieben habe. Mir fehlte zuletzt alles, meine Lebensqualität, mein Lebensmut, meine Beweglichkeit, mein Lachen, meine Zukunft, meine Arbeit, meine Sexualität, meine Selbständigkeit und Selbstbestimmtheit. Ich hatte das Gefühl, zu nichts mehr nütze zu sein. Wie schon berichtet, hatte ich das außerordentliche Glück, sehr frühzeitig, die für mich richtigen Therapeuten zu finden, zu treffen. Sie merkten, dass ich einen kaum zu bändigen Lebenswillen und Bewegungsdrang hatte. Beides unterstützten sie mit ihren jeweiligen Möglichkeiten, der Arzt mit Gesprächen und Selbstreflexion, der Physiotherapeut durch angepasste und systematisch aufgebaute Bewegung.

Ich darf Sie erinnern an meine Eroberung der näheren Umgebung, wieder laufen, erst ums Haus, dann um den Block, dann durch die Straße, bis ich einen ganzen Kilometer geschafft hatte – in 30 Minuten. Und die nächste Steigerung, dieser eine Kilometer in 15 Minuten. Dieser ganze Prozess dauerte ca. 3-4 Monate. Natürlich kam dann die nächste Stufe, mehr Kilometer in moderater Geschwindigkeit. Und es klappte, ich fühlte mich nicht mehr angekettet, meine Muskeln kräftigten sich, mein Bewegungsdrang wurde einerseits gestillt, andererseits (und das sage ich heute, gut 15 Jahre später) ist es fast wie eine Sucht, mich zu bewegen.

Für mich war das Lebensqualität. Ich konnte mich bewegen, wurde belastbarer, konnte alltägliche Dinge wieder allein verrichten, irgendwann den Garten machen, wieder arbeiten gehen, wieder ein Mitglied der Gesellschaft sein und am Leben teilhaben. So griff eins ins andere und zog etwas weiteres Angenehmes an oder nach sich. Und es war eine Lebensqualität, die sich verändert hatte. Ich lebte bewusster, gab mich nicht mehr so schnell mit irgendetwas zufrieden, sondern achtete darauf, dass es mir gut ging. Nicht immer, das gebe ich ja zu. Und ich vergass wieder viel von dem, was ich so mühsam erfahren und gelernt hatte.

Nun, was ergibt sich beim Lesen gerade für Sie?

Was ist für Sie wichtig? Was ist für Sie Lebensqualität? Wenn Ihnen das klar geworden ist, dann ruhen Sie nicht eher, bis Sie genau das erreicht haben. Dann verringern sich auch ihre Schmerzen.

Noch mehr Ideen ...

Schmerzen, Freunde und Alleinsein

Sie sind es leid, dass Ihre Schmerzen im Mittelpunkt stehen. Sie können es nicht mehr hören? Am liebsten würden Sie Ihre Schmerzen wie ein Stück Fleisch heraus schneiden? Es ist Ihnen zu viel geworden, immer diese Schmerzen. Diese Schmerzen, die Sie hindern, am Leben teil zu nehmen, ins Theater zu gehen oder ins Restaurant, in Urlaub zu fahren? Bei jedem Treffen werden Sie gefragt, wie es Ihnen geht? Oder haben Sie noch Freunde? Haben sich die meisten schon verabschiedet in der Zeit, als Sie immer mehr zu Hause eingeschlossen waren und nur noch über Telefon kommunizierten? Die Freunde wollten beim 3. Telefonat nicht schon wieder von Ihren Schmerzen hören? Eigentlich sind die meisten Freunde verschwunden?

Nun, dann stehen Sie jetzt an einem Wendepunkt Ihres Lebens, ob es Ihnen gefällt oder nicht.

Sie können sich überlegen, ob sie die Freunde zurück gewinnen wollen oder sich neue suchen. Sie sind empört? Wozu? Sind beides keine sinnvollen Möglichkeiten für Sie? Sie sind sauer auf ihre Freunde, weil sie nicht für sie da waren? Was erwarten Sie? Sie gehen nicht mit ihnen weg, sie nehmen keine Einladungen an, sie vertrösten oder jammern, was nicht funktioniert. Spätestens beim 3. Mal dasselbe gejammert, und schon wollen ihre Freunde nicht mehr zuhören. Sie empfinden das als gemein, fühlen sich allein gelassen, verraten, im Stich gelassen. Ihre Freunde fühlen sich überfordert. Einen Versuch ist es wert, ob sie wieder mit Ihnen zu tun haben wollen, wenn sie etwas anderes erzählen. Wenn nicht, war es ein Versuch. Ganz ehrlich, es gibt Abertausende Menschen auf dieser Welt, da finden sich neue Freunde, so bitter wie es im Moment auch scheinen mag. Starten Sie neu

durch. Gönnen Sie es sich, wagen Sie einen Ausbruchsversuch aus Ihrer engen kleinen Welt der Schmerzen.
Ich verspreche Ihnen, wenn Sie neue Menschen kennen lernen, sind sie abgelenkt. Das hilft bei der Verringerung oder auch beim Vergessen der Schmerzen. So wie alles Neue Ihre Aufmerksamkeit fesselt und sie ablenkt von Schmerz und Kummer.

So, das war jetzt eines der härtesten Kapitel.

Lebensqualität noch einmal anders

Wir träumen ein bisschen gemeinsam... Stellen Sie sich einmal vor, Sie hätten keine Pflichten, nur Rechte. Sie dürfen sich Ihr Leben zurecht träumen, so wie es Ihnen gefällt. Wie sieht das aus?
Sie leben mit vielen Menschen zusammen und haben jeden Tag Gesellschaft und Spass. Wer macht den Haushalt? Wer sorgt fürs Essen? Wer für das Geld, um dieses Leben zu finanzieren?

Stopp! Sie sollen träumen und nicht wieder alles auf die Seite schieben, weil Sie denken, es ist Ihre Pflicht für diese Dinge zu sorgen.

Oder gibt es eine andere Variante? Sie wollen in Bewegung sein, die ganze Welt bereisen, andere Länder und Kulturen kennen lernen. Sie nehmen den Linienflug oder chartern Ihr eigenes Flugzeug? Sie verkaufen alles und haben ein grosses Segelschiff mit Mannschaft und bereisen die 7 Meere?

Welchen Sport machen Sie? Wie leben Sie? Wie sieht Ihre Umgebung aus? Wie riecht sie? Wie schmeckt sie? Wie fühlt sie sich an?

Träumen Sie, träumen Sie sich Ihr Leben zurecht. Dann vergleichen Sie das mit Ihrem derzeitigen Leben. Wo liegen die Unterschiede? Wo finden Sie Unterschiede, die sich ohne große Mühe und Mittel anpassen lassen? Jeder Traum erfüllt sich, wenn wir daran arbeiten und zulassen, dass er in unser Leben kommt. Es beginnt immer mit dem ersten Schritt, einem kleinen Schritt. Klein anfangen und das Gross-Denken niemals lassen.
Träumen ist so wichtig. Wir Menschen brauchen Träume, etwas das wir erreichen wollen. Manchmal ist es gut, wenn wir Träume

haben, die wir nicht erreichen können, denn ein Traum muss immer übrig bleiben, sonst stürzen wir in ein Loch. Also, wenn Sie merken sollten, Ihnen gehen Ihre Träume aus, weil sich so nach und nach alle erfüllen (NB: Dann sind Sie ein wahrer Meister mit Träumen!), dann füllen Sie sofort nach.
Manche Träume sind Wünsche, oder wie Hans-Peter Zimmermann einmal sagte „Wünschlein". Wir hätten es schon gerne, aber so wirklich wichtig ist es nicht. Die richtigen Wünsche ziehen heftig und wollen erfüllt werden. Sie lassen uns keine Ruhe, auch wenn wir sie noch so heftig auf die Seite schieben und unser Bestes tun, sie zu ignorieren.

Kurze Zusammenfassung:

1. Träume sind wichtig.
2. Alles tun, echte Träume zu erfüllen.
3. Die Traumkiste niemals leer werden lassen, immer noch einen Traum in Reserve haben.
4. Unterscheiden zwischen echten Wünschen / Träumen und Wünsch-lein
5. Niemals ein schlechtes Gewissen haben beim Erfüllen der eigenen Träume
6. Träume gut visualisieren.
7. Auch mal kleine Etappen zur Erfüllung in Angriff nehmen.
8. Träume sind erlaubt.
9. Die Erfüllung von Träumen ist erlaubt.
10. Seien Sie glas-klar mit Ihren Träumen! Je klarer, je besser.

Und über allem steht eine Art Warnung: „Bedenke, was Du Dir wünschst.“ („Es könnte in Erfüllung gehen.“). NB: Ich weiss in der Zwischenzeit, wovon ich spreche. Meine Güte. Falls Sie mehr wissen wollen, sprechen Sie mich an. Es gibt Dinge, die schreibe ich hier nicht, sie sprengen den Rahmen des Buches.

Ein Beispiel aus dem Fernsehen und von Forschern genauestens untersucht: Da gibt es Leute, die werden mittels einer Lotterie oder einer Fernsehsendung plötzlich Millionär. In wenigen Jahren haben die meisten alles durchgebracht, im wahrsten Sinne des Wortes. Woran das liegt? Nun, diese Menschen kamen plötzlich zu Reichtum, sie wünschten es sich, und er war da. Doch sie haben sich nur unzureichend Gedanken gemacht, was es heisst, 1 Million Euro zu besitzen. Sie kennen keine Anlagetechniken, wissen nicht, wie man mit viel Geld umgeht. Nicht umsonst hat sich die Klassenlotterie und Lotto in Deutschland entschieden, den Gewinnern einen eigenen, sehr seriösen Vermögensberater zur Seite zu stellen. Das Geld erst einmal auf einem kurzfristig neu eröffneten Konto zu parken, eine Reise zu machen, sich aus dem Alltag ziehen und das Geschehene sacken zu lassen, und es anschliessend mit kompetenter Beratung zu sichern.

Und so geht es Ihnen auch mit Ihren Wünschen. Sind Sie nur unzureichend oder gar nicht auf Ihre Wünsche / Träume in der Realität vorbereitet, werden sie ziemlich sicher Schiffbruch erleiden.

Bitte malen Sie sich Ihre Träume aus, überlegen Sie, was es bedeutet, wenn dieser Traum in Erfüllung geht, was verändert sich alles z.B. Ihre Wohnung, Ihre Arbeit, Ihre Familie, Ihre Freunde usw. Alles gehört dazu, nicht nur der reine Wunsch, reich zu werden. Alles hat Konsequenzen.

Gehen Sie also sorgfältig mit Ihren Träumen und deren Umsetzung um.

Träumen für Schmerzpatienten

Werden wir eine Runde praktisch. Als Schmerzpatient haben Sie ziemlich sicher den Wunsch, keine Schmerzen mehr zu haben. Das ist nur zu verständlich. Jetzt überlegen Sie einmal, Sie hätten wie von Zauberhand keine Schmerzen mehr. Was wäre anders? Wie sieht Ihr Leben ohne Schmerzen aus?

Ich phantasiere ein bisschen: Sie haben keine Schmerzen mehr und freuen sich erst einmal. Dann nehmen Sie alles wahr, was so in Ihrem Leben bisher ausgefallen ist, die einen machen Sport bis es nicht mehr geht, die anderen stürzen sich in ihre Arbeit wie den Haushalt, den bezahlten Job in der Firma, die Selbstständigkeit. Die meisten von Ihnen versuchen mit Gewalt alles das, was sie versäumt haben, wieder einzuholen.
Wo bleibt der Genuss? Wo bleiben die Pausen? Wo bleibt die Selbstachtsamkeit? Oups, ich habe Sie erwischt!

Merken Sie etwas? Kaum können Sie wieder krabbeln, denken Sie erst einmal an alle Pflichten statt für sich und den Erhalt Ihrer Gesundheit zu sorgen.

Und jetzt wird es extrem spannend...

Umsetzung oder „Nur das Tun zählt“ für Schmerzpatienten

Sicher haben Sie sich bei den letzten Seiten entweder gewundert oder waren erschrocken. Vielleicht haben Sie auch gedacht, so ein Quatsch. Und doch sind Sie bis hierher gekommen. Irgendwie sind Sie doch ein klein wenig neugierig. Dann herzlich Willkommen zu weiteren Erkenntnissen.

Jede Veränderung durchläuft mehrere Stadien. Es beginnt mit der Erkenntnis, dass etwas da ist, das verändert werden muss. Es geht weiter, dieses Etwas genau zu erfassen, je klarer, je genauer, desto besser. Dann gilt es, eine passende Lösung oder Vorgehensweise zu finden und schliesslich umzusetzen.

Das klingt alles noch sehr einfach und logisch. Doch in der Realität scheitern die meisten Umsetzungen. So lange alles im Kopf zu regeln, diskutierbar ist, kein Problem. Doch erst das Handeln, das Tun ist die echte Veränderung. Wieso scheitern die meisten Menschen an diesem letzten Schritt?

Wieso, oder besser, wozu scheitern Menschen an der Umsetzung Ihrer Ideen?

Die schlichte Antwort: weil sie sich selbst nicht ernst nehmen und weil Sie aufgeben, wenn sie einmal einen Fehler gemacht oder versagt haben. Die Alternative wäre: Ein Mal mehr aufstehen, als sie hingefallen sind. Doch oft genug schämen sie sich, dass sie es nicht allein geschafft haben, und allzu schnell kommt noch die Einstellung dazu: Jetzt ist es auch egal. Das war es dann. Wie lässt sich das Ruder doch noch herum reissen?

Alle Menschen sind einzigartig. Jede und jeder hat seine Eigenarten, geht eigene Wege zum persönlichen Ziel, reagiert anders auf Ansprache, Vorschläge, Ratschläge oder Hinweise und Beratung. Vielen hilft ein so und so viele Punkte Programm, andere wollen nichts davon wissen, fühlen sich zu sehr eingeengt.

Aus meiner Erfahrung sage ich Ihnen: die richtige Mischung macht es. Das bedeutet, nach den Methoden zu suchen, mit denen Sie blind zurecht kommen und die hinzu nehmen, die Ihnen nur teilweise liegen.

Das wichtigste ist jedoch im Veränderungsprozess, sich selbst treu zu bleiben, die eigenen Vereinbarungen mit sich selbst einzuhalten. Dann funktioniert es. Und schon wieder die vielen Fragezeichen im Gesicht...

Zu allererst einmal: setzen Sie sich selbst Termine und halten Sie diese ein, ganz egal, was sonst noch ansteht. Nehmen Sie Ihre eigenen Termin ernst. Beginnen Sie mit kleinen Dingen z.B. Eine Woche lang pünktlich um 12:30 Uhr Mittagspause machen und etwas Gutes, eventuell etwas Gesundes zu essen. Und sie bleiben mindestens eine halbe Stunde in der Pause. Bleiben Sie konsequent, machen Sie es jeden Tag in der Woche.
Prüfen Sie nach dieser Woche, wie es Ihnen geht. Sie haben durchgehalten und fühlen sich gut? Sie sind sich selbst treu geblieben? Ich gratuliere Ihnen. Ich fasse zusammen, suchen Sie sich etwas, was Sie eine Woche lang konsequent durchhalten, und dann verfolgen Sie das konsequent.
Sie haben den ersten Schritt gemacht. Nehmen Sie die nächste Aktion in Angriff. Nach wenigen Tagen stellen Sie fest, dass der alte Schlendrian wieder eingekehrt ist, alles ist wichtiger als Ihre Planung. Die alten Gewohnheiten haben voll zugeschlagen. Und-

damit haben Sie gelernt, was verhindert, das Sie eine Veränderung erfolgreich durchführen.
Die alten Gewohnheiten sind stark, stärker als wir nur im Entferntesten ahnen. Sie kommen immer und immer wieder, meistens merken wir es noch nicht einmal. Erst wenn wir uns regelrecht ertappen beim Rückfall in die alten Gewohnheiten, wenn wir ihrer bewusst werden, dann haben wir eine echte Chance auf Veränderung.
Unsere Veränderung beginnt mit Selbstbeobachtung. Was mache ich, wenn...? Was mache ich nicht, wenn... ? Welche Ausweichhandlungen führe ich durch?
Ein Beispiel aus meiner persönlichen Erfahrung: Selbstständig sein bedeutet z.B. Umsatzsteuervoranmeldung für das Finanzamt machen, monatlich, vierteljährlich. Das heisst, alle Einnahmen und Ausgaben an Mehrwertsteuer gegenüber dem Finanzamt pünktlich und detailliert erklären und melden. Zu Beginn meiner Selbstständigkeit vor gut 10 Jahren war ich in der Pflicht, dem Finanzamt das monatlich zu melden. Dazu gibt es Fristen bis circa zum 10./12. eines Monats. Selten stellte ich diese Daten locker und entspannt zum Monatsanfang zusammen. Meistens wurde es der letzte mögliche Tage der Erklärung. Irgendwann ertappte ich mich, dass ich statt der Zusammenstellung aller notwendigen Daten plötzlich Ablage von Unterlagen machte, oder einen Brief schrieb, der schon lange wartete oder oder oder... Ich fand so viele Ablenkungsmöglichkeiten von dieser ungeliebten Tätigkeit, sogar Staubwischen war spannender. Als ich mich ertappte, staunte ich für einen kurzen Moment, und dann musste ich laut lachen. Der Bann war gebrochen. Seit diesem Zeitpunkt mache ich meine Zusammenstellung immer zu Beginn des Monats, auch wenn die Meldung erst zum Beginn des nächsten Quartals erforderlich ist. Ich hoffe und wünsche, dass Ihnen dieses Beispiel ein bisschen Klarheit gebracht hat. Lernen Sie, sich selbst zu beobachten.-

Lernen Sie soviel wie möglich über sich selbst. Das ist die Basis. Wenn Sie nicht wissen, wie Sie reagieren bzw. Funktionieren, wird jeder Veränderungsversuch scheitern.
Angenommen, Sie kennen sich selbst und Ihre Art zu reagieren ganz gut, dann folgt der nächste Schritt:
Was wollen Sie verändern? Denken Sie daran, kleine Schritte sind der Weg zum Erfolg. Und ein großes Ziel zu dem die kleinen Schritte führen.
Stellen Sie sich Ihr großes Ziel in allen Details vor, stellen Sie sich vor, wie es Ihnen geht, wenn Sie dieses Ziel erreicht haben. Hat sich Ihre Umgebung verändert? Wenn ja, wie? Haben Sie andere Menschen um sich herum? Welche? Haben Sie einen neuen Beruf, vielleicht sogar eine Berufung? Beschreiben Sie sich das alles detailliert und schreiben Sie es genau auf. Nur das, was Sie genau kennen, ist für Sie erstrebenswert.

Oh, danke für den Einwurf: Was das mit den Schmerzen zu tun hat? Die meisten Menschen haben chronische Schmerzen, weil Sie ein Leben leben, das Sie tief in ihrem Inneren nicht so wollen, s.a. Kapitel IV Fallbeispiele. Es gibt Wege, dieses Leben zu verändern, ein neues, ein anderes Leben zu leben. Nur welches? Und schon wieder sind wir bei der Selbstbeobachtung oder noch früher, bei der Frage, was brauchen Sie, damit es Ihnen gut geht?

Ich wiederhole und fasse zusammen ...

Sie haben Schmerzen, diese Schmerzen dauern schon länger an und wollen Sie nicht mehr verlassen. Sie leiden, Sie nehmen nicht mehr am Leben teil, Sie sind einsam, Traurig und voller Schmerz. Sie wollen das ändern. Lernen Sie über sich und Ihre Erkrankung, lernen Sie alles, was Sie finden können. Achten Sie auf die Signale Ihres Körpers und nehmen Sie sich selbst wahr. Versinken Sie nicht in Ihren Schmerzen bei der Beobachtung, das wäre genau das Gegenteil dessen, was gut ist. Beobachten Sie, ohne sich selbst zu verlieren. Indem Sie lernen und verstehen, werden Sie ein Partner auf Augenhöhe für Ihre Therapeuten.
Ihr Lernen unterstützt Sie im Verständnis Ihrer Erkrankung und der Möglichkeit, Ihre Schmerzen zu lindern oder sogar Schmerzfreiheit zu erreichen. So beschleunigen Sie Ihre weitere Entwicklung und Ihre Fortschritte auf dem Weg zum besseren Umgang mit Ihren Schmerzen, vielleicht sogar zur Schmerzfreiheit.
Sowie Sie erkannt haben, was Ihnen gut tut, nur Ihnen, und Sie den Mut gefunden haben, genau das alles anzuwenden und Ihr Leben zu verändern, geht es Ihnen besser. Sie erkennen, dass Sie der Chef sind in Ihrem Leben. Sie bestimmen, was passiert.

Jetzt kommt der schwierigste Teil, die Umsetzung. Wenn Sie alles umsetzen, was Ihnen gut tut, Sie gut für sich sorgen, dann treten die großen Veränderungen in Ihrem Leben ein.
Lassen Sie sich inspirieren, was alles für Sie gut sein könnte, suchen Sie heraus, was Ihnen sofort Spass machen könnten, und dann leben Sie alles.
Leben Sie! Werden Sie zum Gestalter Ihres Lebens!

Vertrauensvolle Zusammenarbeit

Dieses Buch ersetzt nicht die vertrauensvolle, gleichwertige Zusammenarbeit mit Ihren Therapeuten, speziell Ihrem Schmerzarzt. Auch wenn Sie noch so viel mit sich selbst machen oder verändern können, Sie werden über eine bestimmte Zeit die Begleitung Ihres Arztes brauchen. Er hat die Möglichkeiten, Ihnen Medikamente, physikalische Therapie, Psychotherapie, Akupunktur und anders aus der Komplementärmedizin etc. zu verschreiben, damit Sie stabilisiert werden. So erreichen Sie die von Ihnen erwünschte Lebensqualität am schnellsten.

Und denken Sie daran, es gibt Millionen anderer Menschen, die auch unendliche Schmerzen erleiden. Viele von ihnen treffen sich in Selbsthilfegruppen. Fragen Sie Ihre Krankenkasse oder das Internet. Beide geben Ihnen zuverlässig Auskunft über die nächstgelegene Selbsthilfegruppe. Schauen Sie hier in den weiteren Kapiteln nach zum Thema Selbsthilfegruppe. Dort gibt es Adressen, die Ihnen helfen, zügig etwas zu finden.

Sicher ist Ihnen schon aufgefallen, dass ich Zitate und Geschichten liebe. Hier noch eines:

„Wir können andere nicht ändern, nur uns selbst.
Doch wenn wir uns selbst ändern, ändert sich fast alles um uns."
(aus der Individualpsychologie)

Ich wünsche Ihnen viel Erfolg in Ihrer neuen Tätigkeit als Ihr persönlicher Schmerz-Coach. Mit der Zeit werden Sie immer mehr Freude daran haben, denn die Wirkung ist gigantisch.

Teil IV – Fallbeispiele

Fallbeispiele - Vorbemerkung

Die folgenden Fallbeispiele sind nur eine zufällige Auswahl aus den Schicksalen vieler Menschen, die ich in den letzten zehn Jahren irgendwo in Deutschland getroffen und gesprochen habe. Die Namen sind frei erfunden.

Manche Berichte habe ich zu einer Beschreibung zusammengefasst. Was allerdings stimmt, ist die Verteilung weiblicher und männlicher Vornamen. Viel mehr Frauen als Männer suchen Rat und Unterstützung zum Umgang mit ihren Schmerzen.

Einige lernen schnell, andere brauchen viele viele Jahre oder lernen nie, etwas für sich zu tun, mit den eigenen Schmerzen umzugehen.

Diese Geschichten sind meine persönlichen Beobachtungen und erheben keinen diagnostischen Anspruch. Es sind Einzelfälle, die nur für den einzelnen Fall gelten.

Ich vertrage keine Berührung

Rabea L. ist sehr jung. Rabea erträgt die Berührungen der Eltern nicht, schon seit sie klein ist. Eigentlich erträgt sie von niemandem Berührung. Sie hat Fibromyalgie (FMS). Und sie hat alle unten beschriebenen Symptome.
Rabea ist schon mit 30 Jahren berentet, kann ihrem Beruf nicht mehr nachgehen, obwohl sie ihn liebt. Sie ist noch bei den Eltern, sie sucht den Abstand und findet ihn nicht. Sie liebt sich selbst nicht, geht immer wieder auf Distanz zu sich selbst und damit auch zu anderen. Auf den Betrachter wirkt sie sehr sanft, zerbrechlich fast, ihr schwerer Körper spricht dagegen eine ganz andere Sprache. Sie hat Angst und will nicht mehr leben. So viele Therapien hat sie schon probiert, keine hilft. Sie ist empfindlich gegen Berührung, hat ständig Schmerzen. Die Medikamente helfen wenig. Sie ist depressiv und kann doch so nett lächeln. Sie hat Angst vor Enge, vor allem wenn Menschen eng zusammen sitzen.
Sie ist ständig müde, fühlt sich ständig überfordert, ist nicht belastbar. Arbeiten geht gar nicht mehr. Spazieren gehen funktioniert, Autofahren klappt auch. Doch die Schmerzen sind immer da, machen sie wieder müde, lassen sie nicht zu Kräften kommen, lassen ihr keine Chance, neu zu denken, sich neu auszurichten. Sie mag dieses Leben nicht. Und doch, ihr Leben liegt noch vor ihr und dabei wirkt sie, als hätte sie ihr Leben bereits hinter sich. Sie braucht Nähe und Distanz. Beides gleichzeitig geht nicht. Je mehr sie die Nähe sucht, desto stärker geht sie auf Distanz. Sie besucht immer noch neue Ärzte und Therapien, hat einen Psychotherapeuten.

Kommentar: Jetzt wird es Zeit für sie, die Familie loszulassen. Mut zur Zukunft zu haben, für ihre eigene Zukunft.

Ich will nicht mehr leben

Johannes D. ist ein lebhafter, interessierter älterer Herr, der schon einiges im Leben geschafft hat. Er hat Schmerzen von hier bis in die Unendlichkeit. Meistens weiß er nicht, wie er Einladungen oder Termine überstehen soll, fällt ihm doch das längere Sitzen schwer. Wenn er den Stuhl herumdreht und sich rittlings darauf setzt, hält er länger durch. Wenn wir reden, ist er abgelenkt, dann bleibt er länger sitzen. Er liebt es, sich mit seinem Computer zu beschäftigen, da vergisst er die Schmerzen für eine Stunde oder so. Er ist intelligent, kennt seine Erkrankung und die Behandlung genau. So weiß er, dass einige Wirbel in einem Titankörbchen liegen. Sie zerbrechen nicht weiter. Er weiß, dass er seitdem immer Schmerzen hatte. Die Therapeuten wussten nicht weiter und versteiften sein ISG, ein Gelenk, das ohnehin schon mit starken Bändern gehalten ist. Jetzt hatte er noch mehr Metall im Körper. Die Dosis der Schmerzmedikamente erhöhte sich. Auch hier ist er bewundernswert gut informiert, er kennt die Zusammensetzungen, die Dosierungen, kennt die Schwellenwerte der Wirksamkeit von Schmerzpflastern. Johannes sucht immer noch nach einer Möglichkeit, seine Schmerzen verschwinden zu lassen. Er findet keine. Eines Tages fragt er mich, was ich einem Schmerzpatienten raten würde, der seine Schmerzen nicht mehr erträgt und keinen Sinn mehr sieht in seinem Leben. Na, halten Sie genauso wie ich kurz die Luft an? Ich denke kurz nach, da ich weiß, dass Johannes für sich selbst nachfragt. Da ich weiß, dass er geistig sehr beweglich ist, spreche ich erst einmal über das, was das Leben lebenswert machen könnte, danach bespreche ich mit Johannes, was das Leben so schlimm und sinnlos macht, das er es nicht mehr haben will. Dabei zeigt sich, dass er noch nach einer Aufgabe im Leben sucht. In unserer heutigen Gesellschaft sind Schmerzen und Umgang mit Schmerzen eine heikle Sache, dannnoch das Thema: einen Beitrag leisten zur Gesellschaft mit ca. 70 Jahren. Doch mir fällt etwas ein. Erik Blumenthal schrieb ein Buch für die 4. Lebenszeit (ab dem 70. Lebensjahr). Darin beschreibt er anschaulich, welche Möglichkeiten in der 4. Lebenszeit bestehen, das Leben für sich und andere sinnvoll zu gestalten, also zum gesellschaftlichen Leben beizutragen. Er las dieses Buch und erzählte er mir – mit Tränen in den Augen – das Buch sei genau der richtige Hinweis für ihn gewesen. Fast verschämt erzählte er, jetzt wolle er noch einmal etwas machen, das er als junger Mann zuletzt gemacht habe, bevor er einen vernünftigen Beruf erlernen musste: Bildhauerei. Ich war erschrocken, weil seine Schmerzen ihn sehr beeinträchtigten, aber er beruhigte mich auf seine freundliche, bestimmte, ruhige und liebevolle Art. Er freute sich unglaublich darauf, genau das noch einmal in seinem Leben zu machen. Was ich höre in letzter Zeit höre, ist, dass er sein Leben wieder positiv sieht.

Kommentar: Und erstens kommt es anders, zweitens als man denkt.

Ich muss immer reden

Sonja K. hat Schmerzen in der Brust. Sie ist gefallen, als sie ihrem Bruder im Rollstuhl helfen wollte, eine Treppe zu bewältigen. Sie hatte nicht genug Kraft und mitten in der Aktion rutschte sie ab, der Rollstuhl fiel auf sie, sie bekam keine Luft mehr. Alle Welt schimpfte nur mit ihr, wie sie das machen konnte, keiner interessierte sich dafür, ob sie sich weh getan hatte, ob es ihr gut ginge, ob sie keinen Schaden davon getragen hatte. Alle waren nur bemüht und besorgt um den Bruder im Rollstuhl. Das ist schon einige Jahrzehnte her.

Achtung, wir sprechen hier von einer erwachsenen Frau, der das passiert ist. Sie hat ihren Schmerz in sich hineingefressen. Die Ärzte sagten nur, das wäre nichts, man würde nichts sehen. Sie solle die Tabletten nehmen, und dann wäre schon alles in Ordnung. Ihr Arzt schickt sie sogar mit dem Zeitungsausschnitt in die Selbsthilfegruppe, begleitet von den Worten: „Gehen Sie dahin, Sie sind austherapiert, Ihnen kann sowieso niemand helfen. Die Selbsthilfegruppe wird Ihnen schon helfen." NB: Ein typisches Beispiel von absoluter Hilflosigkeit und Überforderung eines Hausarztes, der von sich selbst fordert, immer eine Lösung zu wissen. Als er nicht mehr weiter weiß, schickt er die Patientin weg.

Diese Patientin redet gerne und viel. Manchmal ist es anstrengend mit ihr. Aber so bekommt sie Aufmerksamkeit, die sie sonst nicht erhält. Sie fühlt sich immer wieder auf die Seite geschoben, fühlt ihre Arbeit, ihren Einsatz nicht gewürdigt. Durch den Unfall mit dem Rollstuhl ist sie von dieser undankbaren Aufgabe befreit. Ein typischer Fall der Krankheit, die in keinem Verzeichnis steht: Gefallen wollen um jeden Preis. Das bedeutet, es allen recht machen, nur nicht sich selbst. Alle bekommen Aufmerksamkeit, um alle kümmert sie sich, sogar um Hund und Katze, um den Garten, um den Haushalt, nur sie selbst bleibt auf der Strecke. Und da sie sich ja immer um alle kümmert, und das macht sie hervorragend, so sieht keiner, wie sehr sie nach Aufmerksamkeit und Zuwendung hungert.

Eines Tages sprechen wir lange miteinander. Dabei besprechen wir, dass sie ihrem Physiotherapeuten genau erklärt, wo sie die Schmerzen hat, wohin sie ausstrahlen und dass ihr die Luft wegbleibt. Bald ruft sie an und sagt, sie ist fast schmerzfrei. Es wird täglich besser. Der Physiotherapeut hat eine Möglichkeit gefunden, die durcheinander gerüttelten Brustwirbel zu sortieren.

Kommentar: Das vegetative Nervensystem sorgt, dass unsere Atmung unbewusst funktioniert. Dieses System verläuft u.a. zwischen den Brustwirbeln. Wenn diese nun verschoben sind, dann können sie auch die Atmung beeinflussen. Durch die „Sortierung" durch den Physiotherapeuten wurden die Nervenbahnen frei „geschaufelt", die Atmung funktionierte wieder einwandfrei. Da die Nervenbahnen nicht mehr geklemmt waren, hatten sie auch keinen Grund mehr, weh zu tun. Da sie lange Zeit eingequetscht waren, dauert der Schmerz noch eine Weile an (mehrere Wochen und Monate), bis er denn verschwindet.

Ich kann nicht mehr laufen

Ein Fersensporn und seine Folgen könnte man sagen. Jutta M., Ende 50, mit Aussicht auf Vorruhestandsregelung, plant eine neue Betätigung. Es ist ihr Lebenstraum, der nun wahr werden soll. Eine Zeit lang geht das gut, doch bald beginnen die Sorgen um die Finanzen, wird das ganze so klappen, wie ich es mir vorstelle, wird das Geld kommen, stemme ich das alleine? Diese Gedanken verlassen sie nicht. Sie ist sehr engagiert, arbeitet viel ehrenamtlich, kümmert sich um ihre Familie, hat sich selbst also einen 24-Stunden-Job zusammengestellt. Schlaf erscheint als Zufallsprodukt.

Doch so langsam wird Jutta bewusst, dass Sie Prioritäten setzen muss, sonst wird sie alles Mögliche machen, und nichts davon richtig. Vor allem wird ihr Lebenstraum auf der Strecke bleiben.

Kommentar: Was tun, wenn die Fähigkeit „NEIN“ zu sagen, nicht sonderlich stark ausgeprägt ist. Dann bleibt nur der Weg in die Krankheit. Der Fersensporn erweist sich als therapieresistent. Nun ist es an Jutta, zu erkenne, was für sie in ihrem Leben wichtig ist. Immerhin liest sie wieder nach, was Rüdiger Dahlke und Louise Hay zu diesem Thema schreiben.

Ich kann nicht mehr

Maria S. hat plötzlich Empfindungsstörungen an einer Hand. Es ist ihre Arbeitshand. Nach wenigen Wochen haben sich diese Störungen zu extremen Schmerzen ausgewachsen, sie erträgt keine Berührung mehr an der Hand, nicht einmal mehr ein leichtes Tuch. Es ist Winter und sie friert.

Wir telefonieren. Sie erzählt, dass sie ein kleines Hotel hat und noch alles selber macht, die Betten richtet jeden Morgen, das Frühstück bereitet und was sonst noch zu einem guten, persönlich geführten Haus gehört. Eigentlich kommt sie jetzt in ein Alter, in dem sie das nicht mehr machen will. Sie wirkt etwas müde.

Ihr Arzt sagt, Maria habe Morbus Sudeck. Eine Erkrankung der Nerven. Jemand aus der Familie hat für sie im Internet gesucht, was das ist, und was es bedeutet. Sie versteht es noch nicht ganz.

Mir fallen noch Worte zu Erläuterung ein. Dann empfehle ich Maria einen Arzt für Naturheilkunde und Spezielle Schmerztherapie, der die Neuraltherapie beherrscht. Diese Behandlungsmethode erlaubt es, Reizblockaden durchzuführen. Tatsächlich hilft diese Behandlungsmethode bei Maria S. und die Schmerzen gehen zurück.

Kommentar: Gerade dieses Krankheitsbild hat nur dann gute Heilungs- bzw. Besserungschance, wenn es sehr frühzeitig erkannt und therapiert wird. Leider wird es viel zu selten erkannt, da die Häufigkeit von 0,05-5% (oder 15.000 Fälle in Deutschland pro Jahr) liegt, und sie tritt im Lebensalter zwischen 40 und 60 Jahren auf, bei Kindern anscheinend nicht. Meistens wird der auslösende Faktor übersehen, ein kleinerer oder größerer Unfall, der sich in einer Zeit ereignet, als der Betroffene unter einer psychischen Überlast steht. Wie FMS ist auch Morbus Sudeck noch nicht ausreichend erforscht, sodass die Zukunft noch hoffen lässt, auch später erkannte Fälle so zu therapieren, dass ein Leben damit ermöglicht wird.

Ich will mir selbst nicht verzeihen

Barbara G. sitzt vor mir, sie will mit mir sprechen. Niemand soll dabei sein, niemand darf es hören. So oft habe ich genau diese Gespräche schon geführt. Ich weiß, worum es geht. Gleich kommt es wieder, dieses Tabu, dieses Schweigen über der Vergangenheit, dieser undurchdringliche Mantel: Missbrauch eines Kindes bzw. jungen Menschen durch nahe Verwandte. Nein, hier handelt es nicht um die bösen Stiefvater-Geschichten oder der böse fremde Mann. Beim Missbrauch geht es fast ausschließlich um nahe Verwandte wie Vater, Opa, Onkel oder nahe Vertraute wie der Nachbar.

Sie hat immer Schmerzen, mal im Rücken, mal im Bauchraum, manchmal ähneln die Schmerzen einer Fibromyalgie. Es wechselt. Wir sprechen darüber, sprechen, wie es war, das Geheimnis zu behalten, wie niemand ihr glaubt, alles auf die kindliche Phantasie schieben. Sie war in Therapie deswegen, sagt sie. Sie hat gelernt, dem Onkel zu verzeihen. Es geht schon, sie gehen sich immer noch aus dem Weg, sie kann ihm nicht in die Augen schauen. Eigentlich versteht sie auch nicht, wie er das machen konnte mit ihr.

Ich höre ihr einfach zu, nehme sie ernst, verstehe, bin da. Und Barbara fleht verzweifelt, dass ich niemandem etwas sage von unserem Gespräch. Das verspreche und das halte ich auch. Ich habe es jeder Frau bis heute versprochen, die mir genau diese ihre Geschichte erzählt haben, und auch jedem Mann.

Das wissen die wenigsten, darüber denkt fast niemand nach. Auch Männer leiden unter Missbrauch in der Kindheit.

Irgendwann stelle ich Barbara eine einzige Frage: ob sie sich selbst verziehen habe. Wir halten uns schon die ganze Zeit über an den Händen, und plötzlich merke ich, dass sie zittert. Ich schaue sie fragend an, sehe ihre Tränen und weiß genau, sie hat allen verziehen, nur sich selbst nicht. Sie fühlt sich schuldig, dass es passiert ist. Sie verzeiht sich selbst nicht. Und sie weiß, wenn sie sich selbst verzeiht, immer und immer wieder, dann gehen ihre Schmerzen und sie ist frei.

Kommentar: Sicher haben Sie schon beim Lesen gemerkt, das ist eine Geschichte, die immer wieder auftaucht, immer wieder kehrt. Meistens sind es Frauen. Ein Trauma-Spezialist weiß da einiges mehr zu. Ich spüre nur, wie es den Betroffenen geht, fühle mit ihnen, begleite sie ein Stück in ihrem Schmerz. Bitte, wenn Sie jemanden kennen, dem das passiert ist, erzählen sie diesem Menschen von Trauma-Spezialisten. Es gibt sie, sie helfen. Fühlen Sie sich bitte nicht berufen, mit diesem Wissen hier, diesen Menschen zu beglücken. Glauben Sie mir, das wird es nur schlimmer machen. Gönnen Sie diesem Menschen, der schon sein Leben lang dieses Tabu mit sich herumträgt, eine fachlich kompetente Betreuung.

Ich brauche meine Schmerzen, sonst bin ich ganz allein

Elvira H. erzählt von ihrer Migräne, sie wirkt fast schon auftrumpfend dabei. Ich höre ihr zu und staune, wie sie über ihr Jonglieren mit der Einnahme der Medikamente erzählt.

Der Arzt hat ihr Tryptophane verschrieben, die sie nur als Notfallmedikation nehmen soll, niemals als Dauermedikation. Und wie sie zwischendurch mit anderen Medikamenten überbrückt, wie sie sich so allein fühlt in ihrer Wohnung.

Elvira H. lebt alleine, hat keine Freunde und ist sehr einsam. Tatsächlich nimmt sie meine ganze Aufmerksamkeit in Anspruch. Ich höre immer nur Krankheit und Schmerzen aus ihrem Mund, mehr gibt es nicht. Mir schießt durch den Kopf, dass das ein unglaublich hoher Preis ist, den sie bezahlt für das bisschen Aufmerksamkeit.

Und sie erzählt, dass sie vor der Migräne Rückenschmerzen hatte, die auf keine Therapie reagierten genauso wie jetzt die Migräne. Ich frage vorsichtig weiter nach und erfahre so nach und nach, dass sie schon viele Erkrankungen, vor allem Schmerzerkrankungen durchgemacht hat. Elvira H. hat keine Freunde, wenn sie welche hat, ziehen diese sich bald zurück.

Als ich anspreche, welchen Preis sie gerade bezahlt, wird sie plötzlich sehr verschlossen. Plötzlich steht sie auf und sagt nur noch etwas wie „ich habe schon verstanden, ich bin hier nicht erwünscht, ich gehe dann.“ Irgendwann höre ich noch, dass der Arzt bei ihr medikamenteninduzierte Kopfschmerzen festgestellt hat.

Kommentar: Diese Form der Erkrankung zählt bereits zu den Suchterkrankungen. Die Medikamente werden nicht mehr um der Erkrankung willen eingenommen, sondern weil sie ein gutes Gefühl geben. Die einzige wirksame Unterstützung ist der Entzug der Medikamente unter vorheriger sorgfältiger Aufklärung des Patienten. Die Rückfallquote liegt innerhalb der ersten fünf Jahre bei 33-66%.

Ich vertrage die Medikamente nicht

Eines Tages entspann sich in der Selbsthilfegruppe – zum wiederholten Mal - folgender Dialog mit einer Schmerzpatientin:

Susi A.
„Ich vertrage die Medikamente nicht, die ich von meinem Arzt bekommen habe."
GL
„Welche Medikamente sind das denn? Was sagt Ihr Arzt dazu?
Susi A.
„Mein Arzt sagt mir, das ist vollkommen normal."
GL
„Sind Sie mit dieser Antwort zufrieden?"
Susi A.
„Nein, natürlich nicht. Deswegen nehme ich die Medikamente ja nicht mehr."
GL
„Was sagt Ihr Arzt dazu?"
Susi A.
„Er weiß das gar nicht."
GL
„Was sagen Sie dann, wenn Sie wieder hingehen, und er fragt Sie, wie die Medikamente wirken?"
Susi A.
„Ich werde es ihm nicht sagen."
GL
„Ist das schon vorgekommen?"
Susi A.
„Ja, letztes Mal."

GL
„Ist ihm das nicht aufgefallen? Er hat doch sicher gefragt, wie es dieses Mal ging?“
Susi A.
„Nein, er hat nur gefragt, ob es mir gut geht, dann hat er mir ein neues Rezept gegeben.“
GL
„Haben Sie es eingelöst?“
Susi A.
„Nein.“
GL
„Und was machen Sie jetzt?“
Susi A.
Zuckt die Schultern „Ich weiß nicht so recht.“
GL
„Wie ist es denn mit Ihren Schmerzen? Sind die besser oder schlechter geworden?“
Susi A.
„Meine Schmerzen sind genauso schlimm wie vorher, wenn nicht schlimmer.“
GL
„Bleibt die Frage: Was jetzt?“
Susi A.
„Dann muss ich wohl mit meinen Schmerzen leben.“
GL
„Haben Sie schon einmal überlegt, sich selbst zu informieren und mit Ihrem Arzt zu reden, wie Sie am besten mit Medikamenten eingestellt werden können ohne diese vielen Nebenwirkungen?“
Susi A.
„Geht das? Ich dachte immer, einem Arzt darf ich nicht widersprechen und auch keine Fragen stellen…“

Kommentar: Und da ist er wieder, dieser Moment, an dem nicht klar ist, ob ein erwachsener Mensch da spricht oder ein kleines Kind, dem noch alles beigebracht wird. Nein, ich verzweifele nicht wirklich, es taucht nur immer und immer wieder auf, diese uralte Gläubigkeit an das absolute und gepachtete Wissen von Respektspersonen wie Ärzten, Lehrern, Apothekern und Pfarrern. Und damit verbunden die Angst, etwas Falsches zu sagen oder überhaupt etwas zu sagen. Nachher mag mich diese Person nicht (mehr).

Keiner hört mir zu

Als ich Matthias W. kennen lerne, hat er ganz tiefliegende schwarz-bläuliche Augenhöhlen. Er schaut sehr traurig und hat ständig Magenschmerzen. Als wir eine Zeit beisammen sitzen beginnt er zu erzählen, von seinen Schmerzen, von seiner Odyssee bei vielen Ärzten.

Keiner hat ihm wirklich geholfen, keiner hat ihm zugehört. Er bekommt immer neue Medikamente hinzu verschrieben. Da er den Ärzten glaubt und vertraut, nimmt er diese auch brav. Zuletzt hat er eine Batterie von ca. 40 Medikamenten, die er alle einnimmt. Sein Magen streikt und schmerzt noch mehr. Nachdem wir eine Zeit lang geredet haben, beginnen seine Augen ganz vorsichtig zu glänzen und irgendwann strahlt er, was sogar seine tiefen dunklen Augenhöhlen verschwinden lässt.

Und dann erzählt er noch, dass er seit kurzem bei einem Arzt für spezielle Schmerztherapie in Behandlung ist. Dieser hat ihm endlich einmal zugehört, hat sich seine ganzen Medikamente angeschaut und sehr offen mit ihm gesprochen. Matthias W. sagt, ich habe nicht glauben können, dass ich ein richtiger Junkie bin. Mit dem Arzt zusammen hat er begonnen, die Medikamente zu entziehen. Mittlerweile geht das ambulant ganz gut, aber er ist allein. Unser Gespräch hat ihm kurzfristig etwas Mut und Kraft gegeben.

Kommentar: Leider ist das kein Einzelfall. Viele Ärzte haben mir versichert, dass ca. 40% der Schmerzpatienten medikamentenabhängig sind. Das hat im Allgemeinen damit zu tun, dass zum einen die Ärzte nicht nachfragen, was denn schon eingenommen wird, andererseits aber auch damit, dass die meisten Patienten immer noch zu autoritätsgläubig sind.

Fast wie noch in den 1950er und 1960er Jahren üblich, wenn der Herr Pfarrer, der Herr Apotheker, der Herr Lehrer oder der Herr Doktor etwas sagen, dann wird das auf keinen Fall angezweifelt oder hinterfragt. So entsteht aus fehlenden Informationen eine neue Erkrankung. Kein Wunder, dass so viele Schmerzpatienten immer noch Angst haben vor der Medikation mit Opioiden. Diese sind bei vielen Schmerzerkrankungen das Mittel der Wahl, vorausgesetzt sie werden konsequent und regelmäßig eingenommen. Die Einnahme von Opioiden erfordert Disziplin.

Zusammenfassung

Sicherlich gäbe es noch viel mehr Fälle, die betrachtenswert sind. Diese sind mir spontan eingefallen und erscheinen mir wichtig, da sie eine gewisse Häufigkeit repräsentieren.
Im Laufe der Jahre habe ich die Schmerzpatienten, die ich gesprochen habe, gefragt, welche Geschwisterposition sie eingenommen haben und welches so die Leitmotive in ihrer Kindheit waren. Interessanterweise waren die meisten Erstgeborene, also älteste Geschwister oder Einzelkinder. Diese haben u.a. die wesentliche Eigenschaft von klein auf mitbekommen, sich immer verantwortlich zu fühlen, für andere zu sorgen. Viele Leitmotive und Glaubenssätze haben sich in der Kindheit gebildet. Hier eine kleine Sammlung der häufigsten:

- „Ich muss immer funktionieren."
- „Ich darf nicht versagen."
- „Ich soll mich ordentlich benehmen."
- „Ich muss immer gut sein."
- „Ich muss perfekt sein, sonst bin ich nichts wert."
- „Ich muss mich durch Leistung beweisen, sonst werde ich nicht wahr genommen."
- „Egal was ich mache, es nützt sowieso nichts."
- „Jetzt gerade."
- „Nur ich allein kann das machen."
- „Ich muss das alleine schaffen."

Kommen Ihnen solche Sätze bekannt vor? Bestimmt kennen Sie noch mehr. Sind Sie auch ein Erstgeborenes?
Schauen wir schnell zurück auf die Sammlung oben, zeigt sie doch das hohe Verantwortungsgefühl, das Nicht-Loslassen von früh Gelerntem.

Wie sieht das heute aus? Ich habe es immer wieder im Buch angesprochen, erinnern Sie sich:

- nicht NEIN sagen können
- immer an andere zuerst denken
- immer alles für andere machen
- immer für die Familie, die Freunde, die Haustiere, den Garten, den Haushalt da sein (Reihenfolge beliebig veränderbar)
- nicht/nie an sich denken
- wenn Sie an sich denken, haben sie gleich ein schlechtes Gewissen
- nicht um Hilfe fragen
- alles gleich selber machen
- Verantwortung nicht abgeben können
- Andere können es sowieso nicht so gut machen wie ich, bevor ich es dann noch einmal machen muss, mache ich es lieber gleich selbst usw.

Kein Wunder, dass der Körper irgendwann streikt. Da hilft die beste Medizin nicht, da Sie Ihre Grenzen nicht einhalten. Sie schlagen ständig über die Stränge, überfordern sich in ihrem Drang, alles perfekt zu machen, z.B. die Wohnung sieht immer wie geleckt aus, der Garten ist immer hervorragend gerichtet, das Fell des Dackel glänzt. Was ist mit den Haaren der Hausfrau? Glanzlos und matt. Was macht der Körper? Er jammert und klagt, schmerzt, verweigert den Dienst. Würden Sie noch funktionieren wollen, wenn Sie niemals Ruhe haben, sich erholen und pflegen dürfen? Natürlich nicht. Was erzählte mir eine Frau kürzlich: Nach über 40 Jahren Ehe habe sie nach dem Urlaub das Auto leer geräumt, während der Ehemann auf der Straße mit den Nachbarn plauderte. Ihre Gelenke haben geschrien, sie hat das Auto leer geräumt. Sie erzählte mir auch, dass sie das zwar wisse, aber die Gewohnheit über die ganzen Jahre… und jetzt das ändern, das klappt doch nicht. Und was dann der Partner denkt und wie der sich verhalten mag… vielleicht verlässt er sie sogar, und nach so langer Zeit zusammen kann sie sich doch nicht vorstellen, alleine zu sein im Alter.

Herzlichen Glückwunsch zu soviel Selbstaufopferung. Sicher, der Partner kümmert sich bestimmt um das handwerkliche in Haus und Hof. Vorsicht, jetzt beginnt das Aufrechnen der Leistungen. Dahinter steckt wieder der Gedanke der Über-Verantwortlichkeit sowie der Perfektion s. o. Und das Weiterspinnen der Gedankenkette zeugt ebenso von zu viel Verantwortlichkeit. Die Liebe des Partners endet nicht, nur weil er ein paar seiner Gewohnheiten umändern soll. Er weiß ja noch nicht einmal, dass genau dieses neue Verhalten, hier z.B. Ausräumen des Autos nach dem Urlaub, Ihnen schwer fällt. Er weiß gar nicht, dass er gefragt ist mit seiner Muskelleistung, Sie haben es ihm nie gesagt und er ist kein Hellseher. Denken Se noch einmal über alle Fallbeispiele nach. Ist es nicht erstaunlich, wie sie sich plötzlich ähneln?

Was nun? Jetzt beginnt die Zwickmühle erst richtig. Bleiben wir beim Beispiel Auto leer räumen: Wenn Sie nun den Partner bitten, Sie zu unterstützen, geht Ihr Gedankenkarussell los: Wenn ich ihn bitte, denkt er, ich kann das nicht. Ich kann das doch. Er denkt, ich bin unfähig, die kleinsten Sachen selbst zu machen. Und Sie denken über sich selbst, ach, das ist doch nicht so wichtig, das kann ich schon. Hören Sie das alte Muster der Verantwortlichkeit und des Hangs zur Perfektion anklopfen, lautstark? Noch einmal.

Ihr Partner hört nicht auf, Sie zu lieben, nur weil Sie nach 40 Jahren sagen: „Schatz, ich pack das nicht mehr, das Auto alleine leer zu räumen. Bitte hilf mir doch jetzt, dann haben wir anschließend ganz viel Zeit zu erzählen.“ Oder so ähnlich. Viele Frauen, die sich trauen, endlich was zu sagen, haben das so lange aufgestaut, dass sie gleich los poltern. Meckern, Nörgeln und Schimpfen sind verboten. Damit verärgern Sie tatsächlich Ihren Partner. Bleiben Sie freundlich, bleiben Sie bei sich, erklären Sie sich freundlich und fest und bestimmt. Anders formuliert: Grenzen setzen.

Merken Sie was? Hier sind wir bei der Psyche, genau bei dem Thema, das die meisten weit von sich weisen im Rahmen der Schmerztherapie. Wie heißt es immer: Ich bin doch nicht verrückt. Selbstverständlich sind Sie vollkommen normal, nur dass Sie sich mit Ihren so früh erlernten Verhaltensweisen selbst ein Bein stellen, Ihren Schmerzkreislauf ankurbeln, weil Sie Ihre Grenzen nicht einhalten, vermutlich noch nicht einmal kennen. Damit steht und fällt der Erfolg Ihrer Schmerzbehandlung und Schmerzbewältigung.
Das Durchbrechen und Auflösen solcher uralten Verhaltensmuster ist der Sinn der begleitenden Psychotherapie in der Schmerztherapie. Stattdessen haben alle Schmerzpatienten Angst vor Gehirnwäsche. Auch hier fehlen mal wieder die wesentlichen Informationen zur Beurteilung des Sachverhaltes und der eigenen Krankheit.

Informieren Sie sich, lernen Sie, was das Zeug hält, damit Sie schlau werden, damit Sie ein guter Partner für Ihren Arzt werden, damit Sie sich selbst kennen lernen, damit Sie Ihre Erkrankung verstehen, damit Sie endlich mit Ihrem Schmerz umgehen anstatt Ihr Schmerz mit Ihnen.

Teil V – Selbsthilfegruppen

Selbsthilfegruppen

Was erwartet mich?

Schauen wir hin und fragen wir:

- Was macht so eine Selbsthilfegruppe?
- Was nützt sie? Was kann ich lernen?
- Was nehme ich mit?
- Muss ich etwas geben? Kostet das was?
- Wie finde ich eine Gruppe in meiner Nähe?
- Wie bekomme ich Kontakt?

Hilfe annehmen – Hilfe geben

In Selbsthilfegruppen wird keine Hilfe von außen gegeben oder genommen. Das klingt erst einmal merkwürdig. Statt dessen hilft jeder dadurch, dass er sich selber hilft. Bedeutet: In der Gruppe hilft man sich gegenseitig (wechselseitige Hilfe); und darüber hinaus zeigt hier jeder, wie er sich selber hilft, und dient dadurch den anderen als Selbsthilfevorbild, z.B. findet ein Teilnehmer Entspannung bei bestimmten Übungen. Diese führt er den anderen Teilnehmern vor, die auch mitmachen können. So entscheidet jeder aus der gemachten Erfahrung heraus, ob das Gezeigte für ihn geeignet ist.

Sie sind der Experte für Ihre Schmerzen

Jeder weiß über seine Probleme oder seine Krankheit und (vielleicht sogar) über deren Bewältigung Bescheid - und ist somit erst einmal Experte für sich. Wenn Sie dies ernst nehmen, werden

Sie erstaunt sein, wie viel Wissen in einer Selbsthilfegruppe zusammenkommt, und wie jeder davon profitieren kann. Gleichzeitig gibt es außerhalb der Selbsthilfegruppe natürlich Experten, die weiterhin bei Fragen, Unsicherheiten, bei Hilfsbedürftigkeit herangezogen werden, die Sie aber auch über Ihr Wissen und Ihre Erfahrungen informieren.

Gründe für eine Selbsthilfegruppe

- der Wunsch, sich selbst in der Begegnung mit anderen Menschen besser kennenzulernen
- Informationen zu bekommen
- Unterstützung und Verständnis bei anderen zu finden, die dasselbe Problem aus eigener Erfahrung kennen
- neue Freundschaften in einem Kreis zu schließen, in dem man sich anerkannt und verstanden fühlt
- andere Menschen in der Gruppe unterstützen
- die Öffentlichkeit über Probleme und Missstände informieren
- sich für Maßnahmen zur Lösung bestimmter Probleme einzusetzen
- das Leben trotz einer schweren Krankheit bewältigen
- die eigene Isolation zu überwinden

Wie finde ich eine Selbsthilfegruppe?

Ganz einfach, fragen Sie Ihre Krankenkasse, suchen Sie im Internet, lesen Sie aufmerksam Ihre Tageszeitung, sprechen Sie mit Ihrem Arzt, mit anderen Patienten im Wartezimmer oder schauen Sie die Informationen durch, die bei Ihrem Arzt im Wartezimmer

Wartezimmer ausliegen. Es gibt Gruppen, die sich einer ganz bestimmten Schmerzerkrankung widmen wie z.B.

- Kopfschmerzen und Migräne
- Fibromyalgie (FMS)
- Krebsschmerzen
- Interstitielle Zystitis
- Rheuma
- Rückenschmerzen
- Morbus Sudeck
- Und andere mehr

Kontakt bekommen Sie sehr schnell, wenn Sie eine Adresse gefunden haben. Es genügt ein Anruf und Sie erfahren, wie, wo und wie oft sich eine Gruppe trifft, wie sich diese zusammen setzt, ob Sie einem Verein beitreten müssen und so weiter.
In den meisten Selbsthilfegruppen kostet die Teilnahme nichts, da die Krankenkassen die Arbeit finanziell unterstützen. Die Gruppensprecher/-leiter arbeiten ehrenamtlich, sie bekommen kein Geld. Andere Gruppen sind als Verein organisiert, in dem Sie Mitglied werden können. Das heißt, Sie zahlen einen Mitgliedsbeitrag.

Zuletzt noch die Frage: Muss ich etwas von mir geben? Das Thema Finanzen haben wir oben geklärt. Weiter oben habe ich Ihnen schon beschrieben, wie eine Selbsthilfegruppe funktioniert, alle profitieren von den Erfahrungen aller. Es ist also nur gerecht, wenn Sie Ihre Erfahrungen berichten und die anderen teil haben lassen. Schließlich lernen Sie auch von den anderen.

Im Verlauf von mehr als sieben Jahren Selbsthilfegruppenarbeit habe ich gesehen, dass sich zwar ein fester Kern von circa 10-20 Teilnehmern bildet, insgesamt sind weit über 100 Menschen durch die Gruppe gegangen. Viele sind ein bis drei Mal gekommen, haben Informationen mitgenommen und kamen nicht mehr. Das war häufig kombiniert mit der Erfahrung, dass diese Teilnehmer nichts von sich erzählten.

Andere Teilnehmer waren fast ein ganzes Jahr in der Gruppe, haben nach und nach das Gelernte ein- und umgesetzt, um dann teilweise Schmerzfreiheit erreicht zu haben oder konnten mit ihrem Schmerzen umgehen und leben. Von diesen kam dann die Abschlussmeldung: „Ich komme nicht mehr, mir geht es jetzt gut." Klassenziel erreicht. Oft gab es noch einen Zusatz: „…und wenn ich die anderen mit ihren Schmerzen erlebe, dann zieht es mich herunter." Schade auch, denn gerade von diesen Menschen können die anderen noch lernen. Das schadet dem Selbsthilfegedanken. Ach ja, nicht vergessen: Sie finden eine Selbsthilfegruppe und nicht umgekehrt.

Worte zum Internet – Worte zur Nutzung

Heute findet sich zu jeder Information, die im Fernsehen gezeigt, im Radio berichtet, in der Zeitung oder Büchern geschrieben der Hinweis auf das Internet. Auch Vorträge und Seminare sind davon nicht mehr frei.
Jeder ist heute irgendwie im Internet. Gerade berichtet Google, eine der größten Suchmaschinen im Internet, sie haben 1 Billion (das ist eine „1“ mit 12 (zwölf) Nullen: 1.000.000.000.000) unterschiedlicher Internetadressen. Die Google-Mannschaft war selbst erstaunt über diese Zahl. Das bedeutet, dass unglaubliche Mengen an Informationen im Internet zur Verfügung stehen. Nur ist hier nicht Information auch gleichbedeutend mit guter, inhaltsreicher und geprüfter Information.

Wie unterscheidet sich nun „gute“ von „schlechter“ Information?

Auf den ersten Blick gar nicht. Erst bei genauerem Hinsehen, längerem Lesen können Sie mit der Zeit, mit viel angesammeltem Wissen und Erfahrung feststellen, an welcher Stelle es sinnvoller ist, gleich mit dem Lesen aufzuhören. Dennoch starte ich einen Versuch der Erläuterung.

Beginnen wir mit der schlechten Information:
Sie ist meistens als unumstößliche, ausschließliche Wahrheit formuliert und lässt keine anderen Meinungen, Darstellungen und Auffassungen zu. Sie besteht darauf, dass nur sie recht hat und nur sie ist nützlich. Sie ist oberflächlich und hält einer Recherche selten stand. Referenzen oder Verweise fehlen häufig. Viele Seiten geben nur Teilinformationen, was sicherlich nicht immer in der Absicht des Verfassers ist, da dieser häufig sein eigenes Wissen

beim Schreiben voraussetzt. Viele Seiten sind gespickt mit Werbung, das ist nicht zwangsläufig ein Zeichen für schlechte Qualität. Sie dürfen aber misstrauisch werden. Häufig genug handelt es sich um schlichte Werbung, die sich als Information tarnt.

Gute Informationen sind immer umfassend und ausführlich. Sie lassen nur sehr wenige Fragen offen. Sie sind fachlich fundiert und verweisen auf weitere Informationsquellen. Aber bitte, verwechseln Sie Fachsprache nicht mit schlechter Information. Wünschenswert wäre es, die gefundenen Informationen ohne Lexikon zu verstehen. Das ist nicht immer gegeben. Haben Sie Mut, auch solche Informationen zu lesen. Für fast jede Fachsprache findet sich mittlerweile etwas bei Wikipedia. Da diese ihre Qualitätsanforderungen verschärft haben, schauen Sie ruhig in einem entsprechenden Wiki nach.

Um wertvolle und relevante Informationen zu erhalten, lohnt es sich immer, bei verwandten Organisationen oder Institutionen zu suchen wie z.B.

- www.morbussudeck.ch
- www.dgss.de
- www.dkmg.de
- www.schmerzecke.de u. a.

Diese Seiten erheben keine Anspruch darauf, die Weisheit gepachtet zu haben. Sie bemühen sich, die vorhandenen Informationen nach ihren Möglichkeiten zu präsentieren. Schauen Sie in die Liste der Internet-Links im Anschluss. Hier finden Sie viele, wertvolle Informationen.

Links

Deutschsprachige Links

Dt. Gesellschaft zum Studium des Schmerzes (DGSS)
http://www.dgss.org
http://www.anfofo.de

Dt. Migräne- u. Kopfschmerzgesellschaft (DMKG)
http://www.dmkg.org/

Dt.Gesellschaft für Schmerztherapie
http://www.schmerz-therapie-deutschland.de/
http://www.stk-ev.de
http://www.dgschmerztherapie.de

Berliner Konsens 2000 (Europ. Initiative)
www.pain-workshop.de

Deutsche Schmerzliga e.V.
www.schmerzliga.de

Deutsche Schmerzhilfe e.V.
www.schmerzhilfe.de

Akupunktur
www.akupunktur-aktuell.de
www.akupunktur.de

Feldenkrais
www.feldenkrais.de

Qi Gong
www.qi-gong-institut.de

Tai Chi Chuan
www.ddqt.de

Eutonie
www.eutonie.de

Alternative Möglichkeiten
www.medizinfo.de/alternative

Gerätetraining
www.der-fitnessberater.de

Ärztelatein
www.aerztelatein.de

Mut-Seminare
www.adler-dreikurs-institut.de

Planet Wissen
www.planet-wissen.de

WDR Quarks & Co.
www.quarks.de

Denke positiv – Eine Wyeth Initiative
www.denkepostiv.com

Internationale Links

American Holistic Health Association
www.ahha.org

American Chronic Pain Association
www.theacpa.org

National Pain livepage.apple.comFoundation (Ambassador-Program)
www.painconnection.org

American Academy of Pain Medicine
www.painmed.org

American Pain Foundation
www.painfoundation.org

American Pain Society
www.americanpainsociety.org

Berliner Konsens 2000 (Europ. Initiative)
www.pain-workshop.com

PAIN Association Scotland
www.painassociation.org

2000-2010: WHO-Jahrzehnt der Erkrankungen des Bewegungssystems
www.boneandjointdecade.org

Geschichten zum Ermutigen und Entspannen

Schmerzen abwaschen

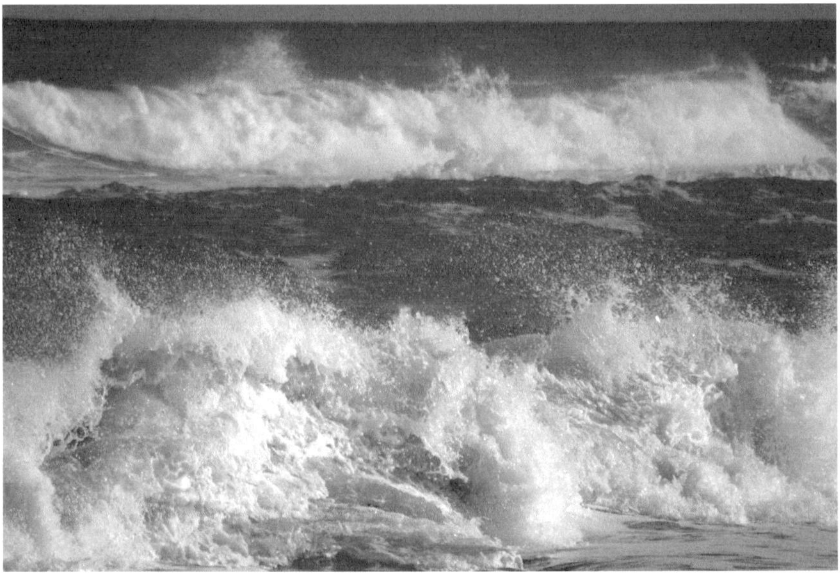

Abbildung Welle, © Heike Riesterer

Schließe jetzt die Augen und stell dir vor, du gehst in deinem Lieblingspark spazieren. Stelle dir jedes Detail genau vor. Nutze alle deine Sinne – beschwöre jeden Geruch, jeden Ton und jeden Anblick.

So wie du jetzt gehst, stell dir vor, dass deine Schmerzen an die Oberfläche deines Körpers steigen. Sie verwandeln sich in ein angenehmes, leicht prickelndes Gefühl auf deiner Haut. Deine Schmerzen sind hierher gewandert. Das ist der erste Schritt, etwas Erleichterung zu bekommen.

Es beginnt zu regnen – wenige Tropfen erst, dann ein Schauer. Dir macht der Regen nichts aus: er ist warm, sanft und erfrischend. Nach einer Minute lässt er nach und hört dann ganz auf. Hebe deine Arme und überlege, wie sie sich anfühlen – der Regen hat dieses prickelnde Gefühl von deiner Haut „abgewaschen". Und Dein Gesicht – auch hier prickelt es nicht mehr. Du wurdest von deinen schlimmsten Schmerzen gereinigt: was übrig bleibt, ist deutlich weniger.

Du fühlst dich glücklich und erleichtert. Bleib nun in deinem Park, solange du magst. Wenn du aus der Meditation zurückkommst, öffne deine Augen und freue dich, dass du dich immer noch leicht und frei fühlst. Trage dieses Gefühl der Leichtigkeit mit dir – so lange du kannst.

Aus: Conquer Pain: The natural way © Leon Chaitow (Übersetzung: Christa Nehls, Abdruck mit freundlicher Genehmigung durch Leon Chaitow)

Die Fabel vom Frosch... oder: Lektion Nr. 1 für das Leben

Es war einmal: ein Wettlauf der Frösche. Das Ziel war es, auf den höchsten Punkt eines großen Turms zu gelangen. Es versammelten sich viele andere Frösche, um zuzusehen und ihre Artgenossen anzufeuern.

Der Wettlauf begann.

In Wirklichkeit glaubte keiner von den Zuschauern daran, dass auch nur ein Frosch auf die Spitze des Turmes gelangen könnte, und alles, was man hörte, waren Sätze wie: „Die Armen! Sie werden es nie schaffen!“

Die Frösche begannen einer nach dem anderen – aufzugeben, außer einem, der weiterhin versuchte, auf die Spitze des Turmes zu klettern. Die Zuschauer fuhren fort zu sagen: „Die Armen! Sie werden es nie schaffen!“ Und die Frösche gaben sich geschlagen, außer dem einen Dickschädel, der nicht aufgab.
Schliesslich hatten alle Frösche ihr Vorhaben abgebrochen – nur jener Frosch hatte alleine und unter großer Anstrengung die Spitze des Turmes erreicht. Die anderen wollten von ihm wissen, wie er das geschafft hatte.

Einer der anderen Frösche näherte sich ihm, um zu fragen, wie er es geschafft hätte, den Wettlauf zu gewinnen. Da merkten sie, dass er taub war!

Hör nicht auf die Personen, die die schlechte Angewohnheit haben, pessimistisch zu scin, sic stehlen dir die tiefsten Hoffnungen deines Herzens!

Denke immer an die Kraft, die die Worte haben, die du hörst oder liest. Bemühe dich deshalb immer, POSITIV zu sein!

Zusammenfassend:
Sei immer taub, wenn jemand dir sagt, du könntest deine Träume nicht verwirklichen.

Denke immer daran: Auch DU kannst es schaffen!

© *unbekannt*

Teil VI – Anhang

Anhang

Schmerzfragebogen: Deutsche Gesellschaft für Schmerztherapie e.V.

Dieser Fragebogen wird Ihnen vom Arzt überreicht zur Eingangsuntersuchung, um ein Bild über Ihre Schmerzerkrankung zu erhalten. Sie sehen Auszüge daraus. Abdruck mit freundlicher Genehmigung der Gesellschaft für Schmerztherapie e.V., Oberursel

terkrankung(en)

Hatten Sie in den vergangenen vier Wochen **aufgrund seelischer Probleme** irgendwelche Schwierigkeiten bei der Arbeit oder anderen alltäglichen Tätigkeiten im Beruf bzw. zu Hause (z.B. weil Sie sich niedergeschlagen oder ängstlich fühlten)?

Ich habe weniger geschafft, als ich wollte. ○ ja ○ nein

Ich konnte nicht so sorgfältig wie üblich arbeiten. ○ ja ○ nein

Inwieweit haben die Schmerzen Sie in den vergangenen vier Wochen **bei der Ausübung Ihrer Alltagstätigkeiten zu Hause und im Beruf behindert**?

○ überhaupt nicht ○ ein bisschen ○ mäßig ○ ziemlich ○ sehr

In diesen Fragen geht es darum, wie Sie sich fühlen und wie es Ihnen in den **vergangenen vier Wochen** gegangen ist (bitte kreuzen Sie in jeder Zeile den Begriff an, der Ihrem Befinden am ehesten entspricht). Wie oft waren Sie in den **vergangenen vier Wochen** ...

	immer	meistens	ziemlich	manchmal	selten	nie
... ruhig und gelassen	○	○	○	○	○	○
... voller Energie	○	○	○	○	○	○
... entmutigt und traurig	○	○	○	○	○	○

Wie häufig haben Ihre körperliche Gesundheit oder seelischen Probleme in den vergangenen vier Wochen Ihre **Kontakte zu anderen Menschen** (Besuche bei Freunden, Bekannten, usw.) beeinträchtigt?

immer	meistens	manchmal	selten	nie
○	○	○	○	○

4.) **Seit wann** bestehen Ihre Schmerzen?

- ○ weniger als 1 Monat
- ○ ½ bis 1 Jahr
- ○ 2 bis 5 Jahre
- ○ 1 Monat bis ½ Jahr
- ○ 1 bis 2 Jahre
- ○ mehr als 5 Jahre

Können Sie ein **genaues Datum** angeben? ___ (Tag) ___ (Monat) ____ (Jahr)

5.) Haben Sie **ein einziges Schmerzbild** oder können Sie **mehrere verschiedene Schmerzbilder** (z.B. Kreuz- und Knieschmerzen; verschiedene Kopf- und Gesichtsschmerzen) voneinander unterscheiden?

- ○ ein einziges Schmerzbild
- ○ zwei Schmerzbilder
- ○ mehrere Schmerzbilder

6.) Welche der Aussagen trifft auf Ihre **Schmerzen** in den letzten 4 Wochen am besten zu?
(Bitte nur **eine** Angabe machen!)

Dauerschmerzen | Schmerzattacken

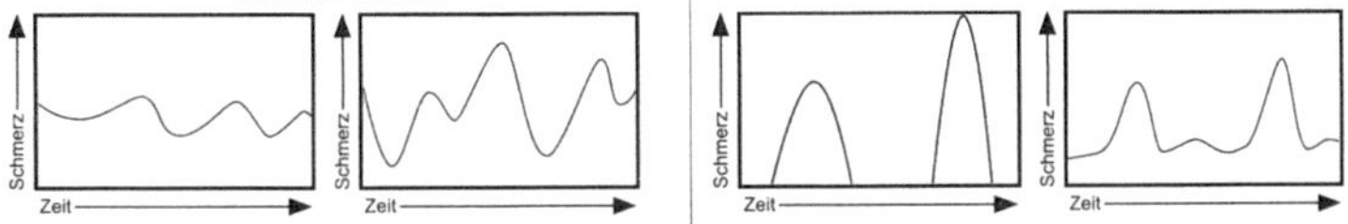

- ○ ... mit leichten Schwankungen
- ○ ... mit starken Schwankungen
- ○ ... dazwischen schmerzfrei
- ○ ... auch dazwischen Schmerzen

Wenn Sie unter Schmerzattacken leiden, ...

... **wie lange** dauert dann durchschnittlich eine Schmerzattacke?

- ○ Sekunden/ Minuten
- ○ Stunden
- ○ bis zu drei Tage
- ○ länger als drei Tage

... wie oft treten Ihre Schmerzattacken zur Zeit auf? (Mehrfachangaben sind möglich)

- ○ mehrfach täglich
- ○ einmal täglich
- ○ mehrfach wöchentlich
- ○ einmal wöchentlich
- ○ mehrfach monatlich
- ○ einmal monatlich
- ○ seltener, wie oft pro Jahr: ____________________

7.) **Seit wann** bestehen Ihre Hauptschmerzen in ihrer **heutigen Stärke und Ausprägung**?

○ von Beginn an ○ seit ___ Wochen bzw. ___ Monaten bzw. ___ Jahren

8.) Geben Sie im Folgenden die **Stärke Ihrer jeweiligen Schmerzen** an. Kreuzen Sie **auf den unten aufgeführten Linien** an, wie stark Sie Ihre Schmerzen (auch unter Ihrer üblichen Medikation) empfinden. Die Zahlen können Ihnen bei der Einteilung helfen: Ein Wert von 0 bedeutet, Sie haben keine Schmerzen, ein Wert von 10 bedeutet, Sie leiden unter Schmerzen, wie sie für Sie nicht stärker vorstellbar sind. Die Zahlen dazwischen geben Abstufungen der Schmerzstärke an.

ISBN 3-00-017440-0

Schmerztagebuch und Schmerzskala

Hier sehen Sie zwei Seiten aus dem offiziellen Schmerztagebuch der DGSS, dass Ihnen Ihr Arzt überreichen wird. In diesem tragen Sie für jeden Tag ein, zu welcher Uhrzeit Sie unter welcher Schmerzstärke leiden. Dabei werden die Zahlen 0-10 zur Darstellung der Schmerzstärken genutzt. 0 entspricht keinen Schmerzen, 10 dagegen ist der stärkste vorstellbare Schmerz.

Es gibt viele Farb- bzw. Druck-Varianten, letztlich funktionieren alle nach dem gleichen Prinzip und sind kostenlos erhältlich. Manche enthalten Gesichter, die entsprechende Mienen haben von ganz fröhlich über neutral bis total traurig.

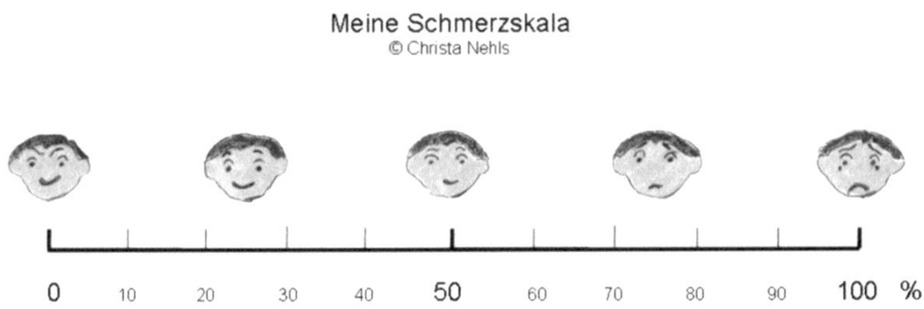

www.schmerzskala.de

TAGESPROTOKOLL Tag 1

TAGESPROTOKOLL (1)

Datum: ____ (Tag) ____ (Monat) ________ (Jahr)

Wochentag: ○ Mo. ○ Di. ○ Mi. ○ Do. ○ Fr. ○ Sa. ○ So.

A) Schmerzstärke / B) Angaben zur Schmerzbehandlung
(Bitte beachten Sie die Anleitungen zum Ausfüllen dieses Schmerztagebuches!)

Uhrzeit

morgens: ____ (Stunden) : ____ (Minuten)

kein Schmerz — stärkster vorstellbarer Schmerz

0 1 2 3 4 5 6 7 8 9 10

Maßnahmen: ____________________

vormittags: ____ (Stunden) : ____ (Minuten)

kein Schmerz — stärkster vorstellbarer Schmerz

0 1 2 3 4 5 6 7 8 9 10

Maßnahmen: ____________________

mittags: ____ (Stunden) : ____ (Minuten)

kein Schmerz — stärkster vorstellbarer Schmerz

0 1 2 3 4 5 6 7 8 9 10

Maßnahmen: ____________________

nachmittags: ____ (Stunden) : ____ (Minuten)

kein Schmerz — stärkster vorstellbarer Schmerz

0 1 2 3 4 5 6 7 8 9 10

Maßnahmen: ____________________

abends: ____ (Stunden) : ____ (Minuten)

kein Schmerz — stärkster vorstellbarer Schmerz

0 1 2 3 4 5 6 7 8 9 10

Maßnahmen: ____________________

nachts: ____ (Stunden) : ____ (Minuten)

kein Schmerz — stärkster vorstellbarer Schmerz

0 1 2 3 4 5 6 7 8 9 10

Maßnahmen: ____________________

T0000203636 ISBN 3-00-017441-9 3

Erträglichkeit/ individuelles Behandlungsziel

Bei welcher **Schmerzstärke** wären die Schmerzen für Sie **erträglich**?

kein Schmerz — stärkster vorstellbarer Schmerz

0 1 2 3 4 5 6 7 8 9 10

C) Tagesablauf (am Abend auszufüllen)

1. Wie war Ihr **allgemeines Wohlbefinden**? Ordnen Sie Ihrem Befinden eine Position auf der Linie zu. wobei „-100“ einem sehr schlechten Befinden und „+100“ einem sehr guten Befinden entspicht. Machen Sie eine Markierung an der Stelle, die Ihrem Befinden entspricht.

sehr schlecht -100 — 0 — sehr gut +100

2. War Ihre nächtliche **Schlafdauer**: ○ ausreichend ○ nicht ausreichend

3. Hatten Sie **Dauerschmerzen**? ○ nein ○ ja

4. Wurden Sie durch Ihre Schmerzen **in Ihren Tätigkeiten und Bedürfnissen eingeschränkt**?

   ○ nein ○ ein wenig ○ deutlich ○ stark ○ fast völlig

5. Haben die Schmerzen Ihre **Stimmung beeinträchtigt**?

   ○ nein ○ ein wenig ○ deutlich ○ stark ○ sehr stark

6. Hatten Sie das Gefühl, die **Schmerzen lindernd beeinflussen** zu können?

   ○ nein ○ ein wenig ○ deutlich ○ stark ○ sehr stark

7. Hatten Sie **sonstige Beschwerden**? (Mehrfachnennungen möglich)

   ○ keine ○ Müdigkeit ○ Niedergeschlagenheit
   ○ Übelkeit ○ Appetitlosigkeit ○ Lustlosigkeit
   ○ Magenbeschwerden ○ Schlafstörungen ○ Schwindel
   ○ Konzentrationsstörung ○ Schwitzen ○ Verstopfung

   ○ andere: ______________________________

8. Besondere schmerzbezogene Ereignisse, Ergänzungen und andere Bemerkungen:

____

____

____

____

TAGESPROTOKOLL TAG 1

T0000203636

ISBN 3-00-017441-9

CDs zur Entspannung

Progressive Muskelrelaxation (PMR) nach Jacobsen (Technikerkrankenkasse oder andere)

Durch Gelassenheit zu mehr Ruhe und Kraft (PMR + Autogenes Training + Atemübung + anderes), Dipl.Psych. Volker Friebel

Die sanfte Kraft der inneren Bilder, Doppel-CD (Phantasiereisen), Dipl.Psych. Volker Friebel

Den Schmerz besiegen, Arno Stein

Den Schmerz lindern, Arno Stein

Körper, Geist, Seele – Gelassenheit (Musik zum Entspannen)

Om namaha shivaya (Meditation des fernen Osten)

Songs and Sounds of the hump back whale

Blackfish Sound

Mozart, Eine kleine Nachtmusik

etc.

Literatur zur weiteren Vertiefung

Adler, Alfred; Der Sinn des Lebens, Psychologie Fischer, 1933, 1979, 2002

Adler, Alfred; Menschenkenntnis, Psychologie Fischer, 1927, 1947, 1954, 1966, 2001

Adler, Alfred; Wozu leben wir? Bücher des Wissens Fischer, 1931, 1958, 1979

Adler, Alfred; Lebensprobleme Psychologie Fischer, 1937, 1994

Baar, H.A.; Schmerzbehandlung in Praxis und Klinik, Springer Verlag 1987

Bauby, Jean-Dominique; Schmetterling und Taucherglocke, Paul Szolny Verlag, 1997

Basler, Hans-Dieter; Zimmer, Christiane; Rehfisch, Hans Peter; Schmerz und Schmerzbehandlung aus: Gesundheitspsychologie - Ein Lehrbuch von: Ralf Schwarzer, Hogrefe-Verlag, 1997

Blumenthal, Erik; An sich selber glauben Horizonte 1998

Blumenthal, Erik; Verstehen und Verstanden werden Rex Verlag, 1988

Blumenthal, Erik; Der hohen Jahre Ziel und Sinn Rex Verlag, 1984

Blumenthal, Erik und Marianne; Die Kunst der Ermutigung Horizonte 1998

Blumenthal, Erik; Neue Wege zur inneren Freiheit, Peter Pollak Verlag 2004

Chaitow, Leon; Conquer Pain: The natural Way – How to break the pain cycle and regain control of your life, Duncan Baird Publishers Ltd. 2002

Chaline, Eric; Die Kunst des Tai-Chi, Bassermann Verlag 2000

Dahlke, Rüdiger; Krankheit als Sprache der Seele, Mosaik bei Goldmann, 1999

Dahlke, Rüdiger; Krankheit als Symbol, Rüdiger Dahlke

Dahlke, Rüdiger und Dethlefsen, Thorwald; Krankheit als Weg

Dalai Lama; Das Buch der Menschlichkeit, Bastei Lübbe 1999, 2002

Dreikurs Ferguson, Eva; Motivation, Oxford University Press 2000

Dreikurs, Rudolf; Selbstbewusst – Die Psychologie eines Lebensgefühls, dtv, 1995

Franck, Barbara; Trotzdem leben, Hoffmann und Campe, 1983

Hay, Louise L.; Heile Deinen Körper, Lüchow, 2. Auflage 1989

Konerding & Sendelmaier ; Wirbelsäulengymnastik, MKG Verlag 1995

Kübler-Ross, Elisabeth; Interviews mit Sterbenden, gekürzte Taschenbuchauflage, Kreuzverlag, 1969/1980

Kügelgen/Hanisch ; Begutachtung von Schmerz, Gentner Verlag, 2001

Lieb, Hans und von Pein, Andreas; Der kranke Gesunde, TRIAS 2001

Loew, Thomas; Wenn die Seele den Körper leiden lässt, TRIAS 1998

Miller, Andrew; Die Gabe des Schmerzes, Rowohlt 2000

Nehls, Christa; Schmerzarmut ist möglich – reden Sie darüber, Der Hausarzt Nr. 7, 42. Jahrgang, 20.4.2005

Nehls, Christa; Ziele erreichen; Newsletter Menschin, Februar 2009

Nehls, Christa; Loslassen, Newsletter Menschin, Mai 2008

Richter, Isolde; Lehrbuch für Heilpraktiker, , Urban & Fischer, 2000, 4. Aufl.

Rosa, Dr. Karl; Das ist Autogenes Training, Kindlr Taschenbücher, 1979

Schoenaker, Theo; Mut tut gut, RDI-Verlag, 1991/2001

Schoenaker, Theo; Das Leben selbst gestalten – Mut zur Unvollkommenheit, RDI-Verlag, 2006

Schottky, Albrecht und Schoenaker, Theo; Was bestimmt mein Leben? Horizonte 1988

Schottky, Albrecht; Die Bedeutung der Kindheit für das erwachsene Leben,
RDI-Verlag 1997

Schulz von Thun, Friedemann; Miteinander reden 1-3, rororo Sachbuch 1981, 2003

Shafir, Rebecca; Zen in der Kunst des Zuhörens, Ariston Verlag 2001

Specht-Tomann/Sandner-Kiesling; Schmerz – Ganzheitliche Wege zu mehr Lebensqualität, Knaur – MensSana, 2007

Stiehl, Michael; Schmerztherapie in der Hausarztpraxis, Commed Healthcare, 2001

Weißbuch Schmerz, Hrsg. Dr. Marianne Koch & ans Rüdiger Vogel, Georg Thieme Verlag 2008

Broschüren von Schmerzorganisationen, Krankenkassen und Unternehmen

Literaturliste der Deutschen Schmerzhilfe e.V. unter http://www.schmerzselbsthilfe.de/informationsbroschueren-der-deutschen-schmerzhilfe.php

Schmerzen: Sag, wo es Dir wehtut!; Hrsg. Deutsche Schmerzliga e.V.

Keine Angst vor der Angst, Ratgeber von Temmler Pharma GmbH & Co. KG, Marburg

Das Leben ist nicht freudlos – Eine Wyeth-Initiative, Wyeth Pharma GmbH, Münster

25 Jahre Schmerz-Selbsthilfe – eine Informationsbroschüre zur Deutschen Schmerzhilfe e.V.

Der Schmerz, Zimmermann + Möller-Streitberger, Technikerkrankenkasse

Balance, Technikerkrankenkasse

Bewegung, Ritzdorf, Technikerkrankenkasse

Technikerkrankenkasse – Poster, diverse: Stretching / Fitness / Muskeln entspannen / Rückenschule

Der Lebensfreude Kalender 2004 und folgende, PAL VerlagsGmbH, Mannheim

Kohler, Dr. med. Peter; Kopf hoch! Ihr Ratgeber bei Kopfschmerzen und Migräne mit persönlichem Migräne-Logbuch, MEDI DIDAC GmbH, © MSD

Stafford, Diane / Shoquist, Jennifer; Migräne für Dummies, Wiley-VCH Weinheim

Deutsche Gesellschaft für Schmerztherapie e.V., DGSS – Deutsche Gesellschaft zum Studium des Schmerzes e.V.; Deutscher Schmerzfragebogen, Hrsg. Müller-Schwefe, Gerhard, Zenz, Michael

Deutsche Gesellschaft für Schmerztherapie e.V., DGSS – Deutsche Gesellschaft zum Studium des Schmerzes e.V.; Deutsches Schmerztagebuch, Hrsg. Müller-Schwefe, Gerhard, Zenz, Michael

Schließende Worte

Das ist das Ende des Buches. Hätten Sie gerne noch mehr gehabt? Fangen Sie doch einfach wieder von vorne an.

Wissen Sie, die 10 Schritte sind etwas sehr Spannendes. Wenn Sie tatsächlich intensiv damit arbeiten, werden sie feststellen, dass nur im Idealfall ein „glatter Durchmarsch“ funktioniert.

Normal ist es, wenn Sie bei Schritt 1 und 2 immer wieder hadern, und spätestens bei Schritt 5 merken, dass Sie bei Schritt 1 nicht sorgfältig genug waren, und Schritt 3 noch einmal intensiv in den Tagesablauf einbauen, würde auch nicht schaden.

Bei Schritt 8 stellen Sie fest, dass Sie gedacht haben, das ist doch alles so locker und leicht, das mache ich mal im Vorbeigehen. Tja, und dann merkten Sie, die Kapiteltexte wurden kürzer, aber die Arbeit an sich selbst deutlich mehr. Nix war's mit „im Vorbeigehen“.

Ich habe in den letzten Jahren viele Menschen getroffen – mich eingeschlossen – die sich mit diesen Schritten aus ihrem Schmerzkreislauf befreit haben, ohne sie zu kennen, einfach aus sich heraus, aus dem Verständnis für sich und den eigenen Körper und die eigenen Bedürfnisse. Das hat mir endgültig gezeigt, wie natürlich die Schrittfolge ist, die in Schottland in Schriftform gesetzt und über die dortige Selbsthilfe verbreitet wurden.

Erinnern Sie sich an das Vorwort: „Ich habe Dir nie einen Rosengarten versprochen.“ Es ist ein dorniger Weg vom leidenden, fremdbestimmten, be-handelten Schmerzpatienten zum lebensbejahenden, selbstbestimmten und handelnden Schmerzpatienten. Im

Englischen heißt das Programm: „From pain patient to pain person“, ein wunderbares Wortspiel.

Es gibt noch so viel zu sagen… bis zum nächsten Buch!

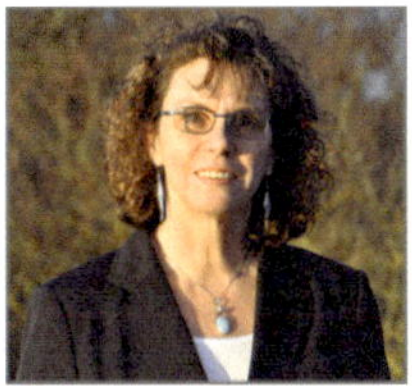

Kontakt:

Christa Nehls

Coach & Trainerin
für Fach- und Führungskräfte
Autorin & Referentin

Krappmühlstraße 17
68165 Mannheim

Fon: 0621 44069100
Mobil: 0170 3023302
menschin@menschin.com
www.menschin.com